倡导自由探究

鼓励学术争鸣

活跃学术氛围

促进原始创新

新观点新学说学术沙龙文集�64

传染病病原快速鉴定与
溯源新技术的探索与挑战

中国科协学会学术部　编

中国科学技术出版社

·北　京·

图书在版编目（CIP）数据

传染病病原快速鉴定与溯源新技术的探索与挑战／中国科协
学会学术部编．—北京：中国科学技术出版社，2013.5
（新观点新学说学术沙龙文集；64）
ISBN 978 - 7 - 5046 - 6360 - 3

Ⅰ.①传… Ⅱ.①中… Ⅲ.①传染病 - 病原微生物 -
鉴定 Ⅳ.①R183

中国版本图书馆 CIP 数据核字（2013）第 118403 号

选题策划　赵　晖
责任编辑　赵　晖　夏凤金
责任校对　孟华英
责任印制　张建农

出　　版　中国科学技术出版社
发　　行　科学普及出版社发行部
地　　址　北京市海淀区中关村南大街 16 号
邮　　编　100081
发行电话　010 - 62173865
传　　真　010 - 62179148
投稿电话　010 - 62103182
网　　址　http://www.cspbooks.com.cn

开　　本　787mm×1092mm　1/16
字　　数　200 千字
印　　张　8.75
印　　数　1—2000 册
版　　次　2013 年 6 月第 1 版
印　　次　2013 年 6 月第 1 次印刷
印　　刷　北京长宁印刷有限公司

书　　号　ISBN 978 - 7 - 5046 - 6360 - 3/R·1668
定　　价　18.00 元

（凡购买本社图书，如有缺页、倒页、脱页者，本社发行部负责调换）

序

　　人类文明的进程与钢铁、武器发展和病原进化密不可分,我们在与传染病斗争的过程中,逐步掌握了防控传染病的手段。20 世纪 60 年代,显微镜的发明使得我们能够观察到微生物,培养基技术的发明使得我们能够获得微生物,消毒和种痘技术的发展使我们掌握了与疾病斗争的手段。

　　我们迈入了科技迅速发展的 21 世纪之际,传染病仍然是世界范围内引起人类死亡的首要原因,而且在全球范围内面临着"老传染病持续存在、曾一度被控制传染病又死灰复燃、新传染病不断出现、已知病原的耐药性急剧增加"等严峻挑战。这与人口增加和行为变化、技术和工业的发展、经济发展和土地使用、国际旅行和贸易、微生物适应与变化和公共卫生措施的削弱等因素密切相关。因此,WHO 总干事在《1996 年世界卫生报告》中告诫:"我们正处于一场传染性疾病全球危机的边缘,没有哪一个国家可以幸免,也没有哪一个国家可以高枕无忧。"

　　中国科协第 64 期新观点新学说学术沙龙选择"传染病病原快速鉴定与溯源新技术的探索与挑战"为主题,由中华医学会承办,邀请了国内传染病研究领域的 30 余位专家参会。针对传染病病原的快速鉴定和溯源展开了热烈讨论。

　　新发和突发传染病不仅严重威胁着人类的健康,影响着经济的发展,还会对社会稳定和国家安全造成威胁。因此,国内外在法规建设、组织管理、传染病监测、传染病通报、资源运作、科技支撑和交流合作等方面都采取了有效的措施。但在面对一个新发突发疫情时,我们首先要回答的问题是"病因是什么"和"病原哪儿来的"的问题,这就是本次学术沙龙的核心:病原的快速鉴定与溯源。

　　针对已知病原,我们已经建立了一套基于免疫和核酸检测的技术平台,在实验室可以顺利完成病原的分离与鉴定,而如何在现场快速检出和鉴定病原,仍然是个挑战,亟须这方面技术的发展与规范化。对于病原的溯源,我们过去一直用分子流行病学技术分析,但在美国2001年的炭疽芽孢白色信件恐怖袭击后,要求我们从采样、分析、报告等环节都要符合法律途径,已将分析结果作为呈堂证供惩治罪犯,这就催生了"微生物法医学"这个新学科的诞生。与人类法医学建立了人指纹图谱数据库一样,微生物法医学的发展也需要建立基于全球的菌株或毒株的指纹数据库。随着目前核酸测序技术的飞速发展,我们已经具备了建立病原核酸序列多态性数据库的条件。如何构建这样一个覆盖全球病原的数据库,需要政府、法律、微生物学专业不同领域人员的合作,发明一种合作共享机制就成为该数据库可否成功建立的关键。

现实挑战的需求以及技术的进步都给我们提供了对病原快速鉴定和溯源研究的前所未有的机遇,与会代表达成了重要共识:加强快速检测和鉴定新技术,尤其是现场应用技术的研发及其标准化尤为重要,侧重传染病病原发生和自然演化机制的研究,为传染病病原溯源奠定基础,并且还需要建立一种开放、合作与共享的机制,培养一支训练有素和经验丰富的队伍,全面提升我国传染病的防控能力和国际地位。

杨瑞馥

2012 年 12 月 31 日

目　录

会议时间

2012 年 10 月 13 日上午

会议地点

金地大酒店第一会议室

主持人

阚 飙

今天，召开中国科协第 64 期新观点新学说学术沙龙，沙龙的议题就是"传染病病原快速鉴定与溯源新技术的探索与挑战"，与会代表都是从事传染病防控和研究的资深专家，在某些方面都具有独特思想。我们的沙龙特点就是自由发言，马上就进入主题，首先由军事医学科学院杨瑞馥教授做《高通量核酸测序在应对新发、突发传染病中的作用》的报告。

高通量核酸测序技术在应对新发、突发传染病中的作用

◎杨瑞馥

　　测序技术给我们带来两大进步。一个是我们认识到生命是序列的,而且这个序列可以转化为数字,所以可以用计算机来计算生命。随着测序技术的发展,从过去的通量非常低、价格非常高的手工测序,发展到现在的高通量、价格非常低的新一代测序技术,所以我们现在有能力去大量测定人的基因组,测了以后我们会做以前不敢做的事情。目前在市场上比较流行的三种新一代高通量测序技术,现在已发展到第三代测序技术,此处不再赘述其原理。

　　高通量核酸测序技术发展这么快,我们可以在短期内快速获得大量序列。在这种大的背景下,微生物学如何去做呢? 在面对新发、突发传染病的情况下,我们要研究疾病是怎么引起的,就是快速准确鉴定的问题。再一个是如何有效治疗,要了解致病特征和治疗药物的选择。同时,获得了这些信息以后,亟须考虑的是如何控制传染病,就是需要准确溯源,只有找到源头在哪里,才可以对传染病进行有效的控制。

　　这三个重要的问题都可以通过高通量测序来回答。这里举一个例子:2011年德国大肠杆菌 O104:H4 暴发,从最原始的暴发到处置结束,大概三个月的时间。在这种情况下,在5月28日收到了德国寄来的 DNA 标本后,我们与深圳华大基因研究院一起,首先用第三代测序技术于6月2日获得了原始数据,这个原始数据直接公布到网上。利用这些数据,我们和英国 Nick 博士很快公布了组装结果,经过大量的分析,获得了大量的基因组转移、致病相关基因和耐药与抗性基因等情况。在这个过程中就发展了一种应对突发疫情的新机制,即开源基因组学。过去的做法是,一个或几个研究小组拿到标本以后,将其作为一

种重要资源,不会很轻易让人来分享,只有文章发表后才会公布序列与国内外同行分享;我们做的机制是拿到基因组原始数据后实时公布到网上,我们自己还没有分析,就供全球科学家下载分享。截至 2011 年 6 月底,序列被下载近 15000 次,也获得了各个国家专家的分析报告 60 多份,我们再综合全球的分析,获得结论。通过这个合作,我们把有突出贡献的人列为共同第一,参与实验室的课题负责人一起作为共同通讯作者共同发表。在这些作者当中,大部分人都没有见过面,只用两个月的时间把数据公布发表。同时,因为有大量的人员参加,我们又筛选了一些贡献比较大的人员列到附件里面,作为工作小组成员,承认他们对大肠杆菌的测序工作的贡献。

2012 年在英国出现的类似 SARS 的病毒,迫于舆论和各国的压力,英国仅公布了部分结果,没有把全部结果无条件地放到网上让全球科学家共享。如果实施开源基因组学共享机制,全球科学家都知道序列,就会很快建立应对措施。所以,也希望全球科学家继续达成共识,将这个新机制发扬光大。

再举一个例子,2010 年海地地震以后发生的霍乱。截至 2011 年 1 月造成 17 万人感染,3000 多人死亡。有一个说法说霍乱是由美国部队的救援人员从尼泊尔到海地救援的时候把细菌带来的,但是一直没有 100% 的证据,都是新闻媒体报道。美国一个研究小组收集了尼泊尔的菌株和海地暴发的菌株,通过全基因组序列鉴定,可以清晰地看到,尼泊尔的和海地的差异非常小,只有一两个 SNPs 差异。该工作 100% 给出了证据,即海地霍乱暴发菌株的确来自尼泊尔,至于是不是美军带过去的,还需要其他的证据,要考虑是不是从美国的士兵拿到这个病原进行分析,就是 100% 的证据。英国 SANGER 测序中心把第七次霍乱大暴发菌株进行了测序,分析了耐药情况和一些毒力基因的情况等,通过遗传发育分析可以清楚地看到三个阶段:第一个阶段 60 年代之前,在使用这两个抗生素之前,细菌没有耐药性,使用之后,耐药性现在逐渐达到了 100%,霍乱菌株都携带这两个抗生素的耐药基因,同时勾勒了第七次霍乱大流行全球的传播路线。

再举一个例子,美国一个实验室鼠疫的感染,这位老先生 60 岁了,马上就退休,但是发现感染了肺鼠疫,住院后很快就死亡了,但是他在实验室做的菌株是一个弱毒,是一个疫苗株,对人不致病。但通过测序鉴定,他感染的菌株和实验室的菌株是100%一样的,也就是说这起感染是由实验室的弱毒株所致的,为什么能感染呢?后来解剖学证明,他患有高铁血症,我们都知道,细菌侵入机体后需要和机体竞争铁离子才能生存,弱毒株就是缺失了编码夺铁能力的基因片段,但该患者患有高铁血症,血液中有足够的自由铁离子供细菌生长,因此,在实验室操作弱毒株也要注意生物安全问题。继续讲一个鼠疫的例子,我们和爱尔兰、美国、法国一些实验室合作,通过测序和SNPs分析来追踪历史上鼠疫三次大流行的研究。我们分析证明,第三次大流行是从我国传出后,通过商贸传播到世界各地。第二次大流行和丝绸之路相关;文献也有报道,炭疽和麻风病等的传播都和丝绸之路相关。第一次大流行可能和郑和下西洋的活动相关。

前面几个例子说明了用全基因组测序不只可以追溯现在的感染,还可以追溯历史的感染。通过全基因组测序可以给一个100%的证据,来说明由某种病是否由某个病原导致的。例如600多年前的中世纪疫情导致了罗马帝国的灭亡,但是学术界一直有个疑问,就是此次瘟疫是否是鼠疫导致的,有人提出可能是霍乱。一篇发表在Nature上的文章说,将死于那场浩劫的尸体挖出来,把牙髓里面的鼠疫菌DNA通过基因芯片都捕获下来,然后做全基因组测序,证明了那次浩劫的确是鼠疫导致的,给出了一个完美的证据。

我们实验室还做了一个工作,就是把中国和蒙古国的鼠疫菌DNA拿来做全基因组测序,分析了他们之间的遗传发育规律。同时也证实了在传播暴发过程中,菌株的DNA变异累计加快。据此,我们提出了一个假设,传染病在暴发的过程中有一个突变加速的过程,这给疾病检测和疾病防控带来了新的挑战,但用全基因组测序的办法可以很快和准确地鉴定出这些变异。

通过比较基因组学分析,我们利用鼠疫菌的所有变异信息建立了一个数据库,用于菌株的溯源。2009年在青海有一次肺鼠疫的暴发,经过全基因组序列分析,得出这次暴发是由一只牧羊犬导致的。过去一直认为狗中抗鼠疫抗体的升高,可以作为一种监测野生动物宿主感染鼠疫的指标,因为认为狗对鼠疫不敏感。我们的分析首次给出了直接的证据证明狗同样可以把鼠疫传播给人,导致鼠疫的暴发流行。

对于溯源工作,我们过去是通过分子流行病学技术来实现。但是,在美国"911"炭疽白色粉末生物恐怖袭击以后,给溯源提出更高的要求,不只要溯到来源在哪里,更重要的是要作为直接的证据把施放者送到法庭上,作为呈堂证供。因此,微生物法医学也就应运而生,包括微生物学技术、计算机技术、公共机关、法律等不同领域的人员交叉来发展这个学科,当然,发展这个新学科的关键是和法医学必须要有一个指纹数据库一样,要想实现微生物法医学溯源,我们也需要一个数据库。从目前来讲,DNA 的成分是最稳定的,分析技术也是最成熟的,所以目前大家还是致力于建设各种微生物的 DNA 数据库,除了一些间接的分析方法(如 PFGE,MLST 和 VNTR 等)外,全基因组测序会给我们带来更精确、更准确的溯源结果。美国的炭疽最后溯源到疑犯也是靠基因组测序,但因为这个疑犯后来自杀了,这个事件的溯源调查也就画上了句号。

在日本有一个奥姆真理教,在东京地铁释放了沙林,很快警方查到了他们生产沙林的工厂。在最后审问的时候,才得知他们在工作大楼上安装了一个气溶胶发生器,他们发生过炭疽芽孢等。后来工作人员进行了调查,从楼顶和临近区域分离到了炭疽芽孢杆菌,用 MLVA 的方法分析证明,他们使用的菌株就是动物疫苗株,再次证明了分子生物学方法进行精确溯源的价值。

下面再举一个例子,美国一家医院 ICU 病房新生儿耐甲氧西林金黄色葡萄球菌感染的调查。他们对部分来自关键部位的分离菌株进行全基因组测序分析,清楚地展示了这些菌株在医院的传播规律,为医院院内传播的预防控制措施的实施提供了很好的科技支撑。该研究还提出了两个新概念,即菌株的耐药基因谱(resistome)和毒力基因谱(toxome),前者就是所有抗性基因构成的图谱;后者就是毒力相关基因的分布情况。通过直接测序,只要获得这两个组就可以直接判定选用哪些抗生素治疗,知道毒力情况就可以判定菌株的毒性和如何处置。

下面这个例子是加拿大社区的一个结核传播感染的调查。此次疫情主要是吸毒者中进行传播,他们进行了一系列的分析,找到病例之间传播的关系和路线,能和所有人员的社会活动关联起来,也可以和微生物结果和临床数据关联起来,这是首次将社会网络与高分辨的基因组测序结果结合,通过这种复杂的分析,促进了结核暴发的溯源调查。同时显示,基因组序列分析可以有力地促进流行病学调查结果的完善,并且一个结核分枝杆菌的基因型包含有足够的遗传多态性来勾勒菌株间的精细关系,以改进流行病学调查的结果。

最近美国FDA（食品和药物管理局）公布了一个计划，他们准备测序10万株食源性病原菌基因组，测序的平台选的是Illumina的MiSeq，准备花17亿美元用5年的时间来完成这个工作。不久的将来，针对食品相关细菌病原传染病的暴发，就可以用这个数据库进行快速和高精度的溯源分析了。当然做的都是美国的菌株，如果能很好地实现传染病的国际溯源，要形成很好的国际合作。我们国家也启动了相关工作，就是整个细菌病原的测序工作，跟美国的想法类似，只是投入太少。这也需要我们通过专家在不同的场合去继续呼吁，如果我们不去做，外国人做好后，我们按人家的去套用，是可以使用，但是失去了对人类染病溯源做出领衔贡献的机会。

前面讲的都是一些针对具体病原菌株的基因组测序工作。在像河南新型bunyavirus病毒鉴定过程中，深圳华大基因研究院和河南疾病预防控制中心联合用Metagenomics直接从人的血清里面就可以鉴定出该病毒的基因序列。

所以，高通量测序技术给我们带来了前所未有的机遇，包括新病原的发现与快速鉴定、新分型技术的发展，基因组多态性数据库的建立与精确溯源，还有致病与耐药基因的揭示，当然，还可以用于大量的基础研究工作。

虽然有机遇，但我们仍面临着挑战：在技术平台方面，我们国家的测序平台非常多，包括深圳的华大基因研究院已经成了全世界最大的测序中心，和一些小的测序公司以及很多单位的测序平台，如何发挥这些平台在应对新发突发传染病中的作用，这是我们需要考虑的问题。所以，在国家层面上，必须有个大的测序中心，时刻准备着为这个事来服务，如华大基因研究院，就应该给予固定的支持，建立一种测序技术应对全球新发突发疫情的机制。我也相信，华大会感兴趣为全球和我国的公卫事业服务。

资源共享方面，大家拿到传染病病原的未知标本和资源，一般都当做宝贝自己来研究，这个进程很慢，不会很快，如果要想快速地了解病原，应用全球的智慧共同应对，如何应对？资源共享是我们应该值得考虑的问题。和这两个问题联结在一起的，最关键的是合作机制的建立。对德国大肠杆菌研究的就是一个成功的案例，我们定的一个原则就是，谁提供标本谁就是第一单位、第一作者，因为标本最重要，所以给标本提供者最大的机会，尽管后续的工作他们可能参与的比较少。随着工作的进展，视对整个工作完成的贡献，大家再商议如何排序署名问题。如果这种共享和发表机制定下来,大家很快地就会达成共识。

在数据库建设方面,如果针对的是列到生物恐怖病原清单的细菌,我们需要和国内外同行协商,用什么技术平台来建立这个数据库,如何共享。对于鼠疫菌而言,我们在与国际同行的沟通中了解到,大家非常乐意合作来共同建立一个溯源数据库。几位有共识的科学家2012年在美国开了一个会,2013年将在苏州再开一个会,在那个会上我们会定一下怎么利用公共的平台,利用全球的资源来建立好鼠疫菌溯源的数据库,实现多赢共享。从我们国家的思维方式来讲,大家都愿意在一个单位把所有的事情都完成,但对溯源数据库这个事业来讲是不可能的。所以在这种新的大平台、新合作机制的要求下,如何打破部门的利益,建立一个精准的溯源数据库是值得我们思考的。如果有一个共同目标,就容易抓住机遇,为世界传染病暴发溯源和鉴定工作做出我们应有的贡献。

马学军:

刚才您提了一个很好的建议就是关于合作机制,但是有点难度,比如说二代测序的技术很成熟,有很多商业性的公司已经做得很好。我知道的是包括我们实验室还有其他的单位都有了二代测序仪,有的是准备买。这会导致一个问题,在传染病暴发当中,可能每个人都有自己的想法。从单位的角度讲,还有个标本问题,导致与公司合作可能会比较慢。包括我们实验室也走了很多弯路,在这个过程中每个参与单位参差不齐,可能进程会比较慢。但是如果找公司合作又有一些问题,还是有一些利益上的冲突。我们搞学术的可以合作、互通有无,一起做点事情,但是实际操作的时候,把单位算进去比较有难度。有没有可能在疾控系统内部,因为二代测序仪很多单位都有,从技术上帮助大家提高?真正把一个事情做好、做得完美,需要各个实验室要去合作,有专业领导来进行协调。

崔志刚:

我们一直在做实验室或者是疾病控制方面的工作,如果建立数据库,是不是考虑有单独的一部分人、一部分小的团队专门来做数据的标准和流程分析的标准？如果这个做下来，能够有一个比较好的框架，在后期会节省很多的时间。如果建立这个数据标准，说得大一点在国内建立，在国际交流起来也比较方便。数据库的标准建立好了，数据也获得了，马上就可以应用，建立一套完整的数据结构，不再是各个软件、分析系统独立存在。独立存在有一个很大的问题，各自都做完了之后，就可能面临一个数据库的交流是否很顺畅的问题。

舒跃龙：

　　一个合作机制的建立其实是很难的，我认为 2012 年英国针对类似 SARS 病毒的应对是一个反面教材。因为他们拿到数据后没有共享，迫于世界各国政府的压力，他们仅公布了部分数据。从这件事情看出来，要建立共享机制多么难，不仅仅是中国人的问题，其实这是人的本性问题。但是杨老师有成功的例子，可以进行推广。另外，你认为第三代序列、第二代测序基因组学能不能解决溯源的问题？从科学的角度来讲，两个相像菌株的就一定是来源吗？这个问题还需要什么样的技术来解决？从科学的角度上还需要什么想法推动其他技术的进步？不能完全依赖测序技术的进步。

杨瑞馥：

　　舒教授提出一个根本的问题，就是两个一样的东西是不是真的是同一个东西，或者说有一点差异是不是一个东西，其实这个问题非常重要。在美国炭疽芽孢测序溯源工作当中给了很好的说明。美国炭疽芽孢杆菌在平板上生长明显是不同的菌落，鉴定出了四种形态的菌落，都是不一样的。如果从表面看，这就是不同的个体，不是一个，因为表型不一样，一大一小肯定不是一个东西。但是从序列角度来讲就是差几个 SNPs，导致了代谢途径的变异，形成了不同生长菌落形态。所以对于细菌而言，如果进行基因组溯源，拿到菌株了我们可以进行溯源，能够了解表型，如果有差异，差异是什么原因导致的，这些都能推测出来了。

　　另外，对病毒而言相对比较难，比如说两株病毒差了一个碱基，这个就比较难回答它们是不是一株病毒。因为我本身做细菌工作，对病毒了解太少，不多说了,但任何事情都离不开表型,如果离开了,我们肉眼看不到的基因组会导致一系列的偏颇。所以,对于细菌的溯源,我觉得测序不能作为唯一的技术,必须结合表型进行综合的分析,最后得出准确的结论。

石晓路:

有些菌株如果传代次数比较多,有的表型会发生变化的。

杨瑞馥:

现在也有相关的工作发表,比如有一个对大肠杆菌传代的研究工作,他们传了2万多代,20多年,整个基因组发生了变异,传到1.5万代左右的时候菌株有一个突变加速累积的过程。当然,传两三代就导致变化的也有,有些菌株插入序列比较多,比如我们做的鼠疫菌,插入序列占整个基因组的将近4%,传代后,基因组会发生重排,导致PFGE图谱有所变化。

再测序芯片技术的建立和初步应用

◎马学军

今天讨论的是 RPM 技术，我们实验室是做技术平台的，平台技术可以用于病毒也可以用于细菌，在现场技术、多病原和自动化高通量三个平台我们做了一些工作，也有很好的合作。今天主要是讲第四个平台，简单介绍一下 RPM 的工作，这个平台是用于未知病原方面的，用于传染病突发疫情的病原鉴定，这个工作只是刚刚开始。

RPM，也就是再测序芯片，与一般的芯片样子差不多。我们的芯片是 5 英寸的。RPM 跟一般的设计芯片有什么不一样？原理不一样！RPM 芯片在杂交后能够得到序列，而一般的芯片不能。RPM 芯片能够得到序列的原因是对应每个中间点（碱基）设计一个 25 个碱基长度的探针，每个点都有 8 条探针来限制，对这个点正向探针包含 A、T、C、G 四种选择，反向探针也包含 A、T、C、G 四种选择，这样杂交后，这个点的序列可以通过杂交信号值确定。通过步移的方式设计重叠的探针，就可以确定杂交的靶基因的序列了。

从 RPM1.0 到 2.0 到 3.1，3.1 主要是做流感病毒的，后来我们自己搞了 IVDC1，IVDC 就是病毒病所的缩写，1 代表呼吸道病原芯片，我们还有 IVDC2、IVDC3 和 IVDC4，因为 3.1 只是根据国外学者的东西做的，和国外学者合作以后，有一个战略合作协议把中国的东西加进去了，就共同开发了 IVDC 芯片，然后我们再定制。现在 IVDC1 就是加了常见的呼吸道病毒进去，还有一些常见的呼吸道细菌。芯片的样子是比较小的，每个病原的探针数少了，但是覆盖的呼吸道病原（包括病毒和细菌）比较多。

我们改进了 RPM 3.1 流程，形成了我们自己的 IVDC1 芯片的 SOP，改进以后做了灵敏度分析。我们有 16 种病毒模板，多引物的灵敏度水平可以做到 10～100拷贝，发现跟单引物没有什么明显区别。和商业化的液相芯片结果比较,IVDC1 芯片的结果和液相芯片一致。我们把 8 个未知病原标本合到一起去做,然后分别对每个样品进行单重 PCR 鉴定,就可以确定每个样品的感染情况。我们现在开发的这个流程大概是 16~24 小时完成。IVDC1 芯片结果的优势主要是在于能提供部分的序列信息,所以可以很快地对病原学的鉴定给出一个参考,我们相信 IVDC 芯片在疾控方面,特别是在未知病原的快速鉴定方面,能够发挥一些作用。

后来,我们把其中的 3 个样品(1、3 和 8 号)送去做了 PCR - 质谱测定(PLEX - ID),发现 3 份样品的质谱检测结果跟我们的是一致的。到目前为止,我们认为,IVDC1 芯片的特异性和灵敏度还不错。

然后我们做了 110 例肺炎标本的实验,这些标本应该是以 HRV 感染为主了,我们的结果也确实发现在里面 HRV 感染最多,其次是 RSV,冠状病毒等。当然这只是我们实验室检测的初步结果,病人的临床资料和流行病资料还需要统计,还有一些相关性的东西可以找到。我们的目的就是希望在有疫情暴发的时候,利用我们发展的 RPM 技术,可以在 24 小时之内给疫情病原的快速鉴定提供一些参考,毕竟我们可以很快获得一些序列信息。

扈庆华:

我们国家这些年支持了很多方法学研究工作。其实做方法也是为了应对,不是把所有的突发应对都交给 CDC 来做,就是市级 CDC 来开展这项工作。我感觉研究很多、文章多,能不能真正到省级 CDC 和市级 CDC 在实战中应用起来?国家 CDC 的一些方法和芯片好像都可以,但是做了半天都是实验室研发,没有到基层 CDC 或者临床用起来。规范化、标准化是最大的问题,能不能做细一点?一个平台做好以后,最好能够推广下去,由几个实验室评估,大量的临床标准来验证。我们的测序是很好,现在技术是足够,但是如何用技术来解决问题、回答问题,解决传染病的溯源,这是很重要的问题。我觉得再测序芯片并不能说明太多问题,所以,我感觉重点在于能够标准化了这个方法,灵敏度、测试还是需要在 CDC 和临床上的考核。

马学军:

这是一个很初步的结果,只是想跟大家介绍一下有这么一个再测序芯片技术,可用于未知病原的鉴定。说到标准化,我也补充一下,实验室的方法都是在实验室建立的,如果能够往下推广当然是最好不过的。我们实验室实际上是想把这些方法推行下去。我们发展的现场检测技术和多重PCR技术已经在部分CDC推广,但是再测序芯片是没有办法推广的,它需要昂贵的仪器。二代测序仪的标准化是有可能的,二代测序仪的发展很快,成本也在降低,从提取的标准化到操作的标准化,这个从技术上完全可以做到。如果每个实验室都自己去建立一些方法,未必最省事。另外,我们可以看到有很多种未知病原的鉴定方法,不能说谁好谁不好,能够找到病原就好,找不到病原就不好,最后是要实用。标准化是我们需要讨论的问题。排除体制的原因,其实可以在实验室和科学家的层面上去探讨一些方法标准化的经验,这个是比较可行的。

张晓光:

你做了110例肺炎标本的检测,我对数据很感兴趣。这个数据有没有用其他的实验方法来验证?有没有其他相关跟进的研究?

马学军:

我们正在收集临床和流行病学资料,HRV感染在这些标本里比例最高。关于和其他技术方案的比较,我刚才列举了和多重PCR技术的比较,没有跟另外其他的技术比。从目前比较的情况来看,IVDC1芯片的结果灵敏度不会低于多重PCR技术,因为我们发现部分多重PCR检测阴性的标本芯片检测阳性,所以这个芯片还是比较灵敏的。很多年以前的常规芯片技术做得人很多,大家的总体感觉是不稳定、操作麻烦、灵敏度低、特异性不好,这有很多原因。从再测序芯片技术层面和我们获得的结果上来说,我们的IVDC1芯片还是有较高的灵敏度的。

标本及菌毒株资源在传染病预防和控制中的作用

◎景怀琦

我们国家的资源共享机制还很不完善，没有真正的制度来规范和约束，仅依靠单位团体或个人之间的私人关系来带动资源共享。相关研究机构往往将获得的大量菌毒株资源使用在某一局限的领域内、某些特定的团队中，导致资源的浪费和研究工作的重复。相比之下，发达国家的传染病控制工作为什么开展得好？为什么能够在短期内确定病原体？虽然科学家本身的信誉很重要，但更关键的是得益于其拥有较完善的标本和菌毒株以及研究成果的共享机制。因此，我国应该及早解决这一问题。

我们国家从 20 世纪 60 年代开始就保存丰富的菌毒株资源，但由于我国长期面临经济困难和科学技术的滞后，这些宝贵资源一直没有得到有效地开发和利用。近些年，虽然我国经济水平和科研力量取得了显著的提升，但是这些资源可共享的仍然很少，这就是我们面临的大问题。

这几年我经过开展传染病重大专项监测平台课题的研究发现，就传染病的控制来说，资源是非常重要的。有好的标本和菌毒株资源才能谈得上从中识别出新发、突发传染病病原体。如果我们不从资源着手把已经存在的传染病病原体搞清楚，那么所有东西对我们来说都是新的，就很难应对新发突发传染病。资源是微生物学研究的持续推动力，有了资源才有资本谈合作，才有可能跟中国科学院、跟国外的科研机构形成良好的合作关系。

我们在挖掘资源的时候往往会发现有很多新的菌毒株，这些新的菌株是怎么发现呢？这就要求把我国现有的菌株和国际上的菌株进行比较，新东西发现的背后往往隐藏着很多的贡献，这些新的发现和成果只有经过大量的检测才能获得。除了新菌株的发现，还考虑到新的基因的发现，比如生物 1A 型小肠结肠炎耶尔森菌所携带的 ail 基因序列，目前国际新发现的只有 4 个，而其中由我们发现的就有 3 个，这就充分说明我们中国的资源是很丰富的。虽然技术可能不如他们先进，但是我们目前的研究并不落后，很多的科研成果已经被美国等国的科学家所引用，这都是我们资源比较丰富的缘故。通常都是在搜集和整理大量资源的基础上，才会有新的突破性的研究成果。

另外要强调的是，我们不仅要有能力获得大量用于研究的资源，还要能够管理和利用好这些资源，对于资源我们要做到编号准确、保存方法科学，做到一目了然；否则菌株管理人退休了，资源也就退休了。要达到这个目的，就要求我们做到以下几点：首先是要做到来源可溯，充分了解资源的来源背景。我们历史上虽然保存不少，但这些资源都缺少或者没有临床背景资料，这是我们最大的缺憾。因此要做到信息的精确定位，每个菌株都需要有相应的背景资料信息来满足我们的研究工作需要，否则这些菌株将来对我们的用处不是很大。其次，对资源管理的一个重要方面就是编码要统一，上下单位之间的关系都要理好，不能互相打埋伏，更改编号。再者是保存方法要统一和规范，以免造成不必要的丢失。再次是要建立和完善资源和成果共享的机制，需要大家精诚合作才行。最后是安全可控，不能把资源拿来就放在那里，很多不安全因素就有可能给大家带来二次灾难。关键是要做到应急可为，如果我们所保存的资源或菌毒株涉及重大疫情的处置，这个时候我们要顾全大局，能做到无条件地将资源提供给有关科学家，提供给相关疾控部门，用于疫情控制。

我们应对资源着手三方面的应用，即纵向合作、横向合作、拓展研究。所有的资源都是国有的，我们在不违反生物安全的情况下，应该尽快挖掘新的东西，我们要搞很好的合作，否则放到冰箱里面永远是落后的，时间长了人也忘了。所有这些都是存在于我们国家标本、菌毒株资源信息化管理和共享过程中较突出的问题。

应着重从以下这三个方面，对资源进行拓展性的研究和共享。

一是成果共享。这个对每个人来说都是挑战，怎么去共享？不是只希望把别人的东西拿过来共享，而把自己的东西拿出来就不太情愿。不仅要内部共享还要拓展共享，比方说国家 CDC 和军队的合作，要让资源活起来，且让资源发挥更大的作用。要与不同领域的科学家进行合作，其他领域科学家发的文章我们很难吃透，所以我觉得这种合作一定要深入。例如，X光技术在医学中的应用就是物理学家和医学家相互合作的结果，单凭物理学家只能透视，而不能认识哪个是胃、哪个是肺，其他复杂的脏器就更谈不上了。

二是应急可为，我们处理疫情时不能把发文章放到第一位，首先应该把资源拿出来，提供给水平比较高、手段比较先进的单位，尽快把突发事件解决，而不能放在自己的手上慢慢琢磨，耽误了治疗时间，这个对于病人来说是意味着耽误了治疗的机会。

三是生物安全。生物安全在某些方面限制了疾病控制实验的发展，但却又不能忽略它。所以在标本保存、转运和使用上都应该具备相应资质，也就是干这个事的应该懂这个事。

针对资源共享这个大问题，我们实验室专门搞了小肠结肠炎耶尔森菌监测信息管理系统，可以在上面搜索某个菌株，每个菌株都有对应的编码，在哪个位置，每个人都能够找到。这个有什么好处？任何时候用这些资源，每个人包括省里面的同事在这里面就很容易找到。这样就在一定程度上将我们手上的资源分享给了大家，从而促进小肠结肠炎耶尔森菌的研究发展！

做任何事情，机会和命运都是并存的，我们上次到长白山天池，去了之后山顶上全是雾，什么都看不见，他们都要走。每次上来多数人都是看不到，为什么呢？因为这个地方常年大雾，要看到天池比较难。就在大家即将要离开的时候，我说不急，想买一个玉米吃，等后面一趟班车走。结果班车到来之前，大雾突然散去，一下子就看到清澈见底的天池了。所以资源也是这样的，只要我们有耐心不断去挖掘，就可以挖掘到很多东西。

舒跃龙：

其实景教授提出一个非常重要的概念，就是怎么共享的问题。关于传染病的防控我同意景教授的观点，传染病的防控是关系到人的健康的问题，仅靠科学家的自律是很难实现的。我个人非常反对这种单纯以发表论文来评价一个科学家的社会贡献的体制，我认为更多的是要考虑实际，综合、客观地去评判。比如在疫情暴发的时候能及时将疫情控制住就是贡献，在各种场合应该要呼吁这种思想！我国的 SCI 论文这么多，为什么还不是创新型国家？特别是自然科学领域里面，我觉得 SCI 的评价体系很片面。我有的时候开玩笑说评价 SCI 的是谁？是哪个国家，就是他们有意识地要扼杀我们！我不是说论文不重要，但是作为唯一的评价标准就有问题了。如果要解决景老师说的问题，必须要解决评价体系问题，靠道德自律是很难的。从这个角度讲，传染病学是自杀性的事业，你搞好了没事，别人也看不到你的贡献；但如果你搞砸了，就成了众矢之的。所以我们这个行业在各种场合都要呼吁国家重视一下传染病的评价体系问题，如果没有一个健全的评价体系，可能某些单位会把手上的资源放在口袋里，发了 SCI 论文再拿出来。

杨瑞馥：

景老师说了资源的保存、收集和共享。传染病的研究除了依靠其他的技术平台和支持以外，主要就靠这些资源。但是如何共享又成了一个问题。基层辛辛苦苦地把病毒分离出来送给你，你发表文章时却对人家置之不理，这是巨大的科学道德问题。我们国家这种问题很多。我觉得解决这一问题的基本原则是要尊重别人的劳动、尊重基层的劳动。另外引申出来的意思是谁送的菌株，谁的贡献就是第一，这样大家的积极性就会非常高，到时候基层送到中央级的研究单位的菌株和生物资源就会源源不断，共同合作就可以出成果。可现在的情况恰恰相反，导致基层没有积极性，具体工作单位也没有积极性，因为基层的同志知道做完了就跟自己没关系了，所以也不愿意往国家级单位送东西，进而导致研究进展滞后。另外，在重大疫情面前，不能总是受挫折。受挫折最主要原因就是评价机制，面对一个突发公共卫生事件，现在的人并不是以怎么处理好这个疫情为原则，而是以这个事情处理完了自己能得到什么东西为标准来指导行动：没好处的事和我无关，但是如果看到好处，就拼命压、拼命干，形成了目的性十分明确的抢功战！

另外，要合作共享，建立这个机制需要大家的信心，如果大家只片面地看到某些弊端都停滞不前反而做不成了。因此，还是要慢慢做几个成功的案例，让大家看到合作是双赢的，不光是自己得了文章，同时也为传染病的防控做出了积极贡献，逐步树立信心，通过逐渐的积累慢慢地形成风气，就会做好的。比如发论文,就要搞清发论文干什么。从自私的角度来讲,发论文是为了晋升、为了院士称号、为了荣誉;从奉献社会的角度来讲,发论文是促进科学事业的发展。就看你从哪个角度考虑,从高层次来考虑,大家就会谦让,这样就会把事业做地越来越强大。包括我们的鼠疫研究,我们跟地方研究所关系非常好,每个所都在发文章,我都会将第一作者署名他们单位,我们后面跟着就可以了,所以自信、平和的心态很重要。其实回顾起来,我们发了那么多的论文,哪篇论文都有好处,十年以后再看论文的时候,你会发现其实大家共同来发展这个路是走对了。相反我也看到这样的例子,有的人用别人的资源去做,做完以后不理别人,当时确实发表了很好的论文,但是后面的工作就没有办法继续进行了,因为人家都不愿意帮你了。所以要建立自信,一定要把最大的利益让给合作方,尊重最基层人员的劳动。同时把 SCI 看淡一点,如果 80% 的人都看淡了,其余 20% 的人迫于这种压力也不得不看淡。所以我们要做出一点牺牲,希望我们作为牺牲者给后面的人铺点路,让后面的人把 SCI 看淡一点。

自然的还是人为的：传染病防控的
又一挑战

◎舒跃龙

　　我想利用今天的学术沙龙同大家讨论一个我们一直以来都面临的问题，但是我没有将标题定义为生物恐怖，而是想从更广泛的角度讨论一下如何溯源一个传染病病原到底是自然发生，还是人为改造的。生物恐怖是带有恶意的目的改造病原体作为攻击人类的武器，这个问题的重要性已经不言而喻。但是我今天想讨论的是，有很多情况可能是，我们在并没有意识到其危害性的情况下对病原生物进行改造，又在某种无意识的情况下对人类健康造成危害，这在我们传染病防控工作中是一个新的挑战。我为什么要讲这个问题，我想主要通过两个故事来说明。

　　第一个故事就是最近受到大家高度关注的新型冠状病毒，这是英国科学家宣布的。有一个卡塔尔人曾经去沙特阿拉伯旅行，然后发病，最后在英国治病时被英国科学家发现是感染了一种同 SARS 类似的冠状病毒，随后发现该病毒同 2012 年 6 月荷兰科学家在一个死亡病人身上发现的病毒一样。随后英国科学家公布的病毒序列表明该冠状病毒同 SARS 病毒一样都属于冠状病毒科 β组，但是分别属于不同的亚组，而且该病毒更接近蝙蝠中分离的冠状病毒。这件事情一出来之后，Google 上有一个数字，大家可以看到，在很短的时间之内得到公众的高度关注，尽管现在的关注度已经下降了。为什么这件事情会引起大家的关注？主要的原因是我们经历了一场 SARS，对这场灾难大家还是记忆犹新，因为毕竟刚刚过去 10 年。尽管现在看来我们还不能将其称为一种传染病，因为毕竟还只有 2 个病例，而且这 2 个病例也没有流行病学的关联。但是我们马上想回答的问题就是，这个病毒是从哪里来的，同 SARS 病毒有什么关系。

这不仅科学家想知道,每一个民众也想知道。我们先回头看看 SARS,SARS 病毒到底从哪来的? 开始我们认为果子狸是元凶,现在基本可以肯定这个结论是错误的,果子狸只是一个替罪羊。然后全球科学家都在动物里面找,后来从蝙蝠中找到了一些类似 SARS 病毒的冠状病毒,但还不能肯定就是 SARS 病毒的源头。而且 SARS 病毒同其他冠状病毒相比,还有几个不同的特点:一是冠状病毒很难分离培养,但是 SARS 病毒却可以在多种细胞中繁殖,而且很容易培养;二是普通的冠状病毒是引起人感冒的重要病原,症状都很温和,但是 SARS 病毒所导致的症状却很重,病死率将近 10%,这在传染病中算很高的了;三是 SARS 病毒突然之间消失了,有人认为是隔离的结果,但是这同一般的传染病规律很不一样,一般一种新发传染病会适应人群,病死率会越来越低,然后在人群中广泛流行。如果要从人群中消灭一种传染病,往往需要具备几个基本条件,一个前提就是人是唯一的宿主,然后一个条件就是需要非常有效的疫苗,然后通过广泛和长期的疫苗接种,在人群形成有效的免疫屏障,从而阻挡病毒的流行,达到消除和消灭的目的,但是对 SARS,我们仅仅依靠隔离就将这个病毒从自然界消灭了。这些种种的疑点,都让我们想到 SARS 病毒也许可能是人为制造的,现代的生物技术使得我们完全可以合成一个新的病毒,十多年前美国的科学家就完全依靠化学合成技术在实验室制造出脊髓灰质炎病毒。因此,我们完全有理由怀疑某个实验室人为地制造出 SARS 病毒,然后有意或者无意的操作失误使得病毒从实验室泄漏出来,不一定是恐怖事件,但我们确实不能排除这种可能性。后面我将再讲一个故事来说明这种可能性。让我们再回到开始提及的新型冠状病毒,从现有的流行病学资料来看,这两个病例都是在沙特阿拉伯感染的,那么是什么原因导致在一个满是沙漠的国家出现一种新的病毒,而不是在其他国家? 没有答案,只有猜测。

另外一个故事与流感有关,2012 年流感领域最热门的话题就是荷兰和美国的两个课题组发表他们独立完成的科研成果,在全球引起了轩然大波,因为他们的研究成果表明对于目前病死率超过 60% 的 H5N1 高致病性禽流感病毒,只要对病毒进行四个氨基酸的改造,就将这种危险的病毒变成可以通过空气在哺乳动物之间有效传播的病毒,而自然界中目前这个病毒根本没有在哺乳动物包括人群中的传播能力,但是我们不仅可以制造出一个可以有效传播的病毒,而且很简单,只需要改造其中4个氨基酸就可以实现。那么现在我们设想一下,如果在没有完全了解清楚这个改造的病毒生物学特征的情况下,实验室的一个科研人员无意之间的失误造成了病毒的泄漏,然后在人群中传播,传遍全球,导致又一次流感大流行,那么我们有什么样的技术可以溯源这个病毒是实验室泄漏的?我们根本就没有一种技术可以将这个病毒鉴定为人为制造的还是自然发生的。最可能的结果就是科学家提出种种假设。我们可能会说发生在亚洲、发生在中国,可能会说在猪、鸡里面等,都会提出各种各样的假设来证明这个病毒是在不同动物宿主之间突变的结果,但不会有一种技术可以证明是来自某个实验室的偶然泄漏。2009年的甲流病毒,直到今天我们仍然不知道这个病毒是何时在何地产生的,我们猜测是在猪群中重配而产生导致2009年流感大流行的病毒,但是没有任何直接的证据可以证明这一点。如果有科学家在并不知情的情况下把这个病毒从实验室里泄露出来了,造成了流感大流行,有什么样的技术证明是人为制造的还是自然发生的?新技术的发展已经让我们面临一个威胁,就是人为的威胁可能会对传染病提出一种威胁。

我觉得这个事情必须要引起我们的高度重视,因为人类社会不同文化、民族、国家利益的冲突不可避免,只要人类没有消亡,就会有冲突。以前说生物武器是穷人的原子弹,但是我认为发达国家的技术更容易制造各种突变的甚至完成合成的新病原,也许这种新的技术制造出来的病毒并不是用于恐怖的目的,可能仅仅是好奇,然后是无意识的泄漏,有很多实验室感染事件很多都是无意识的情况下发生的。因此,我们不仅要对全球的病原性材料加强管理,特别是那些两用性材料(所谓两用性就是既可以用于正常的科研目的,也可以用于对人类健康造成威胁的目的,如生物恐怖材料),这不仅仅关系到生物安全,更是事关人类安全的大事。在管好资源的同时,更要加强对科研项目的管理,特别是对涉及两用性材料和研究的科研项目要有严密的审批和管理。比如现在科学家做基因合成,可以合成任何基因,基因公司可以合成任何一种病毒的基因,像这种项目应该要管理,要审批。管不能解决的所有问题,但不管肯定是不行的。

对于传染病防控来说,目前的挑战还是检测技术,尽管新的技术如第三代测序技术可以让我们在很短的时间之内知道一个病原所有的分子序列,但是目前的技术不能区别是人为的还是自然发生的。因此,我们需要发展新的技术,可以帮助我们进行病原的溯源,就像福尔摩斯一样,可以从一些很微小的细节中找到真正的凶手,这也是传染病防控所面临的新的挑战。

杨瑞馥:

舒教授给我们重新描述了这个概念,就是传染病的发生来源问题到底是自然的还是人为的,从国家安全或者更高的角度来讲,这个是不可避免的要涉及的问题。

扈庆华:

2006 年的时候我们牵头了一个中国科学院的课题,就是基因合成的课题,将来对这个方面如何进行管理呢? 那个提案当时也提出了这个问题。

杨瑞馥:

包括基因合成的监控、生物安全相关的监控,其实国际上也在讨论。包括美国马里兰大学专门在研究一个监控系统,这个监控系统是监控各个单位的研究项目,包括基因合成,你合成了哪些基因,是给哪个单位合成的,但是这个监控系统太难建立了。

阚 飙:

刚才舒教授提到,一个 SARS 病毒最后突然没有了,我们不知道这算不算是一个解决办法,把一种病毒扼杀在摇篮当中,才没有扩散。实际上感染也就是几千例,我们不知道将来调查的时候样本量能有多少,才能像大海捞针一样把它捞到,问题就是在于我们有没有采到,就突然消失了,这个值得讨论,疾病控制还是需要政府的力量、社会的力量,进行全社会动员以后,把传染途径切断,很多病毒也就消失了。我们也在讨论一个问题,病原是不是高致病的,不仅用发病率来看,还要考虑经济因素,比如现在海地的霍乱,每个月还有报道。看了杨老师介绍的文章知道,他们的毒株与 2005 年在我国引起疫情的菌株,追溯到至少是2002年在印度就有这种菌株,2005年到了中国,2011年到了海地。在中国多少年了没有这么大的报告,一个菌株传了那么多省,这个菌株在海地绝对控制不住,在中国已经控制住了,中国一共就报道了600多例,这跟我们的严格控制有很大的关系,全市动员,全部都控制住,但是海地不行。所以有时候在考虑疾病的流行扩散时,除了考虑病原本身以外,我们还要考虑社会因素和经济因素,当然还和社会管理体制和社会管理能力都有很大的关系。所以对于是不是高致病,还要综合看待,我也感觉那个菌株很奇怪,我们看不清楚,仔细琢磨一下,在中国扩散了不少省份,海南、福建、广东都有,现在对传播的范围还是要有一个认识。

浙江省病原微生物溯源研究进展
◎陈直平

我来参加这次沙龙的目的有三个：第一，原来主要从事现场工作，对实验室工作比较陌生，我们单位调整后，原病毒和微生物检测所并成一个病原微生物所，由我来分管这块工作，所以想借这个机会和各位专家能够进行沟通，并尽快熟悉、了解；第二，想借这个机会，把浙江省病原微生物溯源研究工作做一个汇报，请国家 CDC（中国疾病预防控制中心）和兄弟省市的专家给予指导帮助；第三，通过沙龙学习，希望得到专家们的指点和启发，期望专家们能和我们合作，共同促进浙江省病原微生物溯源技术水平的提高。

接下来，我代表浙江省疾病预防控制中心汇报的是细菌、病毒以及寄生虫等其他病原微生物溯源研究情况，还有三点想法。

浙江省在细菌溯源研究方面主要得益于国家传防所的大力支持和指导，2003 年我省开始建立 PFGE 方法，2004 年买了设备，2007 年开展生物溯源分型数据分析，到 2010 年经国家专家组认证通过后，我们正式成为国家 PulseNet 的成员。

目前我们的细菌溯源数据库中大肠、沙门、志贺、霍乱是用国家统一标准方法建立的。流感嗜血杆菌、金黄色葡萄球菌等近十种细菌的溯源是自己摸索建立方法，通过疫情和科研等积累的数据。

除了参与国家 PulseNet 工作外，我们还和 FoodNet China 紧密协作。2000 年开始开展食品污染物监测工作，设立 12 个监测点，每年完成超过 700 份样品的检测，从生、熟肉制品和冷盘中分离大肠、沙门、志贺、副溶弧菌、创伤弧菌、金黄色葡萄球菌等；从 2003 年开始开展食源性疾病监测工作，设立 27 个哨点医院，每年完成 200 份粪便样本检测，检测大肠、沙门、志贺、副溶弧菌、创伤弧菌、金黄色葡萄球菌等；在传染病疫情或公共卫生事件的溯源研究方面也进行了尝试，比如O104，还有鼠伤寒伤门菌、霍乱疫情等，以及食物中毒溯源研究。比如我们在实际工作当中碰到的一起食物中毒溯源案例，有一个病人在我们当地餐馆吃饭以后第二天开始腹泻，检测到副溶，他当时很明确地怀疑与小餐馆有关系，但是小餐馆老板不承认，最后我们从小餐馆剩余的食物当中也分离到同源副溶菌株，提供了实验室有力的证据。

溯源工作还为现场提供了早期的预警，2010年我省某地报告发生多例宋内氏志贺菌感染病例，通过实验室溯源检测，认定为同一菌株引起的聚集事件，应该有一个共同的感染来源，预警当地希望能够尽快调查处置。开展病原微生物溯源研究以来，我中心已先后发表相关论文，包括SCI近30篇，取得了一些成绩。

我省一共有12个市级CDC，我们已对所有市都进行了技术培训，各市至少有2人已具备了溯源分型能力。到现在有6个市已经拥有溯源分型设备，5个市已经正式加入我省分子分型网络实验室。在病毒上溯源研究方面，我省也开展了多项研究，但还没有形成系统性，比较分散，几个团队各自在自己研究领域做了一些工作，卢亦愚博士团队在这方面开展的工作比较多，他们在甲型流感、猪流感基因重配对人类流感的影响以及输入性病毒性传染病病原，包括登革热还有麻疹等方面进行了一些溯源研究。比如他们对浙江省1998年的两个流感优势株与香港1997年流行株进行了比较发现：浙江省1998年两优势株与香港1997年后期流行株 A／Hong Kong／CUHK41507／1997 等最为接近；与纽约1997年流行株也位于同一簇。结合流行病学资料分析后认为：浙江省1998年H3N2流感的流行很可能是由1997年底H3N2新型流感变异株经纽约和香港输入中国大陆所导致。另外他们在新型H1N1流感流行期间，以 A／California／04／2009（H1N1）的各个基因序列为例，在美国GenBank上进行比对，对病毒与北美猪流感病毒H1N2开展溯源研究，寻找与新型甲型H1N1流感病毒各个基因片段同源性最高的流感毒株，根据溯源研究结果认为，本次流行的流感病毒很可能是由四源重配的猪流感病毒H1N2与欧亚系的猪流感病毒H1N1再次重配的结果，其NA基因来源于H1N1，而其他7个片段来源于H1N2猪流感病毒。

另外，我们在其他病原微生物的溯源方面，比如结核，也开展了一些类似研究，得到国家传防所万教授和国家结防中心赵主任的具体指导，有一次我省某地发生一起结核医源感染集聚性事件,医院用中药对病人贴敷治疗时,由于中药污染人结核分枝杆菌,导致多个病例感染结核,经过我们溯源检测,为现场处置和后续事件处理提供了依据。

我的问题与建议:

第一个想法是溯源不能仅仅停留在检验检测技术的溯源上,与流行病学结合非常重要,我觉得在这方面整合还不够,希望今后这两方面甚至和临床表现等结合起来,否则仅仅从检测技术结果同一性来讨论溯源,结论可信性、可靠性会受到质疑,实际应用价值会大打折扣。

第二个想法是国家在开展各种病原微生物溯源技术研究的同时,应建立标准并在全国推广应用,同时还应考虑可否扩展到其他的方面,比如说耐药溯源技术的研究等。

第三个想法是数据库建立、维护和共享。在建立标准的基础上,号召和鼓励相关机构都来做,尽快把我国细菌溯源标准数据库建立起来,可以分分工,比如我们浙江弧菌比较多,侧重做这方面的工作,扩充弧菌类数据库,但这个需要有顶层设计和牵头来部署,系统的考虑形成合力。

阚 飙:

我们国家的食品安全问题和美国不太一样,虽然美国的 CDC 在中国的办事处也说,中国有那么多的工业化食品加工,应该也有美国这样的问题。但实际上还有很多具体问题,比如说我们的养猪养牛户大概有上千万,美国人几个人养 100 头牛,中国人是一家养一头牛,所以这里面的问题是地区性的,所以在我国,省级 CDC 还发挥着重要的作用,在目前的中国食品管理当中还是比较重要的,建立二级网络还是很有必要的。再一个,刚提到技术问题,有些细菌是致病菌,对于腹泻来说,肚子里面的菌有时候很难判断,很多文章提到某个地方有多少病人,但是它是不是病原还不知道,如果从个体来说,很难判断这个菌株是不是病因菌株。我们从流行病的角度来看,一个人携带一种正常病因菌株,两个人的菌株差异还是很大的,但是恰巧两个人都是拉肚子,而且找到的菌是一样的,虽然这种概率还是比较低。这个也说明了问题的复杂性,因为很多细菌在食品当中有好几种,但是其中一种是导致拉肚子的,在实验室做匹配分析是可行的。还有沙门问题也值得考虑，现在我们一旦从病人身上分离到沙门了，就肯定是致病原了，但如果分离到其他芽孢了，也要考虑到底是不是，沙门2500以上的血清型究竟是不是都是致病的，现在我觉得都是问题。因为我们在正常食品领域从业人员体检的时候，千分之三或者四都可以分离到沙门菌，所以大家将来分析看一看血清型分布有没有什么特征，我怀疑有一些不致感染。

陈道利：

我们以前分离的阿贡纳非常多，在检测当中很少检测出这两种型，这些年特别多，以前都是偏多。

舒跃龙：

现在病毒方面要解决一个更为关键的问题，新发传染病病源70%都是病人，并不都是从动物身上来的，所以要解决这个问题，也就是考虑实现动物的检测和人的检测相结合，现在比仅仅人员分析更为重要。流感就是一个典型的例子，分析感染的人是从哪一个地方传到哪一个地方，其实我个人认为没有太大的意义。另外，要弄清哪一个动物原，什么时候传的。比如SARS，在禽类里面是怎么传播的，怎么建立细菌的数据共享，所以病毒工作的挑战性还是很大的。比如动物上的，各个国家的农业部门为了贸易的发展都会隐瞒疫情，包括美国农业部也很少公布动物里面检测的结果，这就是因为贸易的利益太大了，所以不太可能和大家分享数据。在SARS当中，现在都不知道到底全球有多少病毒在多少人手上，搞不清楚，所以在病毒研究工作上我们还是面临更大的挑战，挑战再大我们还是要干，以后通过各种各样的机制，能够把这些事情在中国解决。

杨瑞馥：

我觉得上午讨论了很多分型溯源的技术，其中大部分是讲核酸的，我们不要把核酸神化。因为它只是一个方法，100%地依赖核酸和测序肯定会得出错误的结论，必须依赖表型的技术，细菌培养出来能看到形态，然后再结合流行病检测,了解所有分析的目标在哪里,根源是什么,来自于哪里。所以必须要结合其他的信息,比如表型的信息,流行病的信息,像刚才我举的例子,对结核病的分析,要考虑人员活动、在哪里聚会了、社会关系,所有的信息综合到一起,从不同角度去证明,才能得出结论,所以不能把核酸神化,这是我的观念。

崔志刚:

我们很关心技术检测、关心核酸,但是还有一个东西大家也得注意,就是表面现象也得优先考虑,比如菌株数量的变化,因为这些变化反映在菌株数量的趋势上,我们现在在实验室做的时候,有的地方有点过细,有的地方又放开了,比如说菌株数量的积累变化情况,和病毒溯源分析技术体系应该有一个系统,首先从数量上分析变化趋势,比如说是不是增加了,为什么增加了,是否可以用统计学的方法来看一下增加趋势是否超出了我们预想的范围,这些其实都是可用的一些技术。从表面到表型,然后再到核酸,结合在一起,是否更好一点?

陈直平:

我们跟农业部门也有联系,特别是在禽流感防治工作方面,农业部门也有相应的动物疫病预防控制中心,他们也在开展类似的监测、检测工作,职责分工还是比较明确的,人的疾病监测、检测职责是我们,动物的是他们,关键是有相应的机制能保证信息互通或共享;还有一个就是监测系统的设计与运行问题,监测目的究竟是什么?各个阶段可能会有些变化和不同,那就应该对监测点、监测数量做些调整。

舒跃龙:

我有一个想法,关于流感检测这个事情,不同的传染病检测目的是不一样的。其实目前流感检测的目的应该是怎么抓住变异的,而不是围绕判断疫情,流感的疫情没有办法估计,要流行起来没有办法控制,流感和其他传染病不一样。为什么要检测?就是围绕疫苗有效,所以对不同的传染病有不同的目的,如果使用的疫苗和流行病毒匹配,保护效果会达到70%,不匹配的话就是

20%～40%,流行病学防控中非常重要的就是必须要抓到感染了变异病毒的病人,当然可以考虑一下在中国应该设多少点才能抓病毒变异。哪个科学家也不知道到底应该设多少个点,当然多多益善,但是可能会存在浪费资源的可能。现在没有一个好的办法。现在中国设了这么多点,其实还是不能知道,这是一个现实,为什么?这个是实践上、时效性上的问题,往往完成了,但几个月过去了。流感跟其他病毒有非常不同的变异特点,变异特别快,我们分析在过去的几个流感体系当中,有5个流感过程中疫苗和病毒是不匹配的,换句话说我们打下疫苗的时候,这个病毒早就已经过了,这个是现实问题。我们投入了500多家医院,需要400多个实验室来干这件事,但还是干不成,可见流感对我们的挑战有多大。我们现在的问题不是放的精力太大,关键是在科学上我们没有特别好的技术手段把它变得更好。我们研究HIV推出那么多新技术,但其实只要发现了病人,把病人管理起来、隔离,只要有办法掌握谁是病人、谁是感染者,然后采取合适的措施,就可能会控制住它。我举的这两个例子,就说明为什么今天讨论溯源研究,为什么说溯源这么重要。老百姓就想问你,我到底为什么拉肚子,到底吃了什么东西,所以溯源很重要。但是对于有些传染病,溯源可能并不是那么的重要,当然重要不重要是相对的,这个是不成熟的观点。

会议时间
2012 年 10 月 13 日下午

会议地点
金地大酒店第一会议室

主持人
舒跃龙

百日咳——传染病监测中的病例定义研究

◎邵祝军

今天上午听了各位专家的介绍,感触特别多,各位专家从溯源和检测技术方面做了很多的介绍,平时我们实验室也做过大量的这些方面的研究。今天,我从另外一个角度给大家介绍传染病监测中的病例定义研究,病例定义在传染病检测和监测中是比较重要的概念,我用了一个题目"百日咳——传染病监测中的病例定义研究"。在最近的百日咳研究和监测工作中,发现诸如百日咳等一些病例的定义很值得去研究,现在测序技术发展得很快,各种分型技术发展也很快,但最终必定是要跟病例定义结合在一起。

病例定义是传染病监测的基石,做任何一种疾病的监测,病例定义非常重要。病例的定义主要考虑两个部分,敏感性和特异性,任何一个病例定义都不是完美的,都是根据我们的工作需求来确定。如果一个病例定义很敏感,很多的病例将会纳入进来,但特异性会比较低。如果特异性很高,工作量是降低了,可能会把一些病例忽略掉。

今天不是主要介绍百日咳,只是拿百日咳举例。WHO(世界卫生组织)在2010年开了一次专家圆桌会议,随后发表了一篇文章,就百日咳病例定义进行专题研讨。WHO估计,2008年全球大概有1600万百日咳病例,死亡19.5万人,在我国每年发病数是2000多例。百日咳是既古老又年轻的病,2012年New England Journal of Medicine发表文章,指出关于百日咳病例再现和重新抬头。美国百日咳监测数据表明,近几年百日咳呈强烈上升趋势,报告病例数依赖于监测系统的敏感数,而实际发生的病例数需要进行研究和估算。青少年和成人当中百日咳的发病数不断上升,作为主要传染源,会传染给婴幼儿。有研究表明,长期咳嗽病例中13%～20%可能是百日咳感染。通过血清百日咳毒素抗体滴度的检测,会发现更多的病例,美国每年估计百日咳的发病数是80万～100万例,而我国百日咳实际的发病状况并不太清楚。传染病发病率的上升可能与以下几个方面的因素有关:第一,监测能力提高,可以发现更多的病例;第二,疫苗免疫效果的减退和下降也会导致病例的增多;第三,疫苗免疫策略及接种程序会影响百日咳的发病率,目前我国打疫苗打3针,美国打4针甚至5针。

此次WHO百日咳专家圆桌会议主要讨论全球百日咳监测中的病例定义,一般来说,病例分可为确诊病例、可能病例或疑似病例,在没有使用疫苗的时代,百日咳通常被认为是儿童的疾病,因此,所有的临床病例定义都围绕这一点制定。现在青少年和成人百日咳病例逐渐增多,其临床表现可能与儿童不一样;另外对于小婴儿,症状也不一样,因此,此次会议的主题是,讨论百日咳到底需要什么样的病例定义。

我们国家现行的百日咳诊断标准:第一,流行病学史:四季均有发病,春夏季多发,该地区有百日咳流行,有与百日咳患者的密切接触史,无疫苗接种史。第二,临床表现,分得很细,对于临床医生来说判断相对比较困难。

通过对百日咳病例定义进行系统的研究,把不同的国家和组织,包括WHO、美国、英国、法国、澳大利亚等国家的病例定义进行了比较,同临床实验室和微生物实验室的研究和回顾性的研究结果一并进行了研究,来分析怎样划分百日咳病例定义更有利于百日咳监测工作。

最终专家会议达成一致,对于一个百日咳的病例定义应该按照三个年龄组来划分:0～3个月,未接种疫苗的婴幼儿;4个月～9岁;大于10岁的年龄组。同样,对于实验室的检测方法,包括血清学、PCR、血清抗体的检测等也进行了分析。我们的诊断标准里面还没有把PCR检测放进去,这是我们在实际检测中面临的问题,很多临床实验室无法进行常规的PCR检测。今天看到很多疾控中心的领导和专家也来参加会议,希望大家关注百日咳病。

关于百日咳的实验室检测,培养方法是百日咳实验室检测的主要方法,实际上百日咳的培养很困难,一般症状出现后的前2周培养阳性率较高。但是,大多数百日咳病例定义规定,咳嗽超过2周,所以培养时多数病例可能已经超过了2周,所以,欧洲、澳大利亚等地规定,只要有咳嗽症状就可以作为百日咳的疑似病例。第二个方法是 PCR，关于 PCR 的优劣不再赘述，但其可以大大提高百日咳的临床检查阳性率。最后，为什么用血清学诊断技术？因为血清学诊断存在着很多的不确定性，抗体的产生可以是感染后引起，也可以是疫苗接种后产生的抗体。研究表明，在很多人打完疫苗 5～10 年以后，疫苗抗体已经衰减到很低的水平。如果抗体水平突然升高，并达到一定的检测阈值，可以认为是近期有感染。因此，许多国家根据本国的人群百日咳抗体的水平确定了近期感染的阈值判断标准，大多数为 100IU/ml。根据病例发病的不同时期，采用不同的检测方法。

百日咳作为一种曾经被忽略的疾病，普遍认为疫苗打得早，发病率就少，但是从传染病预防角度来说，我们还有很多工作要开展。如我国百日咳的发病率、病死率等疾病负担问题，我们国家现有疫苗的免疫效果，人群的抗体保护水平，百日咳细菌的生物学和病原学特征的改变，疫苗是否需要加强免疫等。而这些监测工作的前提都要制定一个兼顾敏感性和特异性的百日咳监测病例定义，对其他的传染病来说也应如此。

最后，自己的一点体会是，当今条件下发展各种新的实验室检测技术非常重要，但是也一定不要忽略流行病学研究，对于从事实验室技术研究的专家而言，也应重视疾病的流行规律和特征，将实验室检测技术和流行病学研究有机地结合。

景怀琦：

病例定义确实是很重要的，美国百日咳病例很多，我们国家肯定不会只是目前的病例数，这个可能是我们还没有充分开展这些方面工作的原因。第一个问题，血清学诊断可能会给大家带来很大的麻烦，如果得到血清阳性结果，如何判断是接种疫苗造成的还是感染造成的，这个能否区分？另外一个问题，成年人有可能感染给小孩，感染之后保护力怎么样？

邵祝军：

关于抗体血清学诊断技术，许多疾病都面临这个问题，关于抗体 IgG 阳性的解释,对于百日咳来说,有一个 Cut－Off 阈值作为判断的参考指标,超过了该阈值可以认为是由于感染造成的,一般接种疫苗后,抗体会有衰减,3～5年基本上抗体水平处于很低的状态,所以,如果出现抗体水平的突然升高,结合病例的年龄和疫苗接种史,就可以判断为近期有百日咳的感染。关于百日咳疫苗或感染后保护力的研究,现在没有一个定论,一般认为百日咳 PT 毒素抗体经过3～5年,最长10年,保护力会有大幅度下降。百日咳是一种被忽略的疾病,我国的百日咳系统监测工作也是刚刚开始,自己的数据很少,很多东西仍然是借鉴别人的研究数据。

王环宇:

关于病例定义,我感触特别多,在一个项目制定和实施的过程中,最开始提到最多的是病例定义的问题。实际上我个人认为重点在于怎么能够与临床医生做非常明确的沟通,能使我们真正想要表达的意思得到临床医生的认可,这个认可的程度是对于病例定义理解上的创新。

邵祝军:

很多病例定义中都有关于流行病学的界定,如在流行季节与病人有接触史,在病例很少或不知道有无病例的情况下,应灵活使用病例定义。另外,应认真对待病例定义的敏感性和特异性。

陈道利:

在基层,一般对于近期感染做 IgM 检测较多,有关百日咳 IgG 检测具有提示性意义。关于临床病例定义,我们和临床医生的沟通是个短板,应该加强和临床医生的沟通。

阚 飙:

百日咳监测工作前几年基本处于停滞状态,国外已经出现了百日咳病例上升的趋势,我国也出现了类似的迹象,但是国家层面没有投入充足的经费来支持百日咳监测和研究工作。我们的疾病控制工作应该充分讲科学性,要有主动性和前瞻性,建议能有相应的经费资助去做百日咳以及其他等疾病的调查。

陈丽娟:

百日咳的培养有困难,病例数比较少,可能和实验室检查技术有关。我们目前的百日咳诊断标准里面没有 PCR 方法。关于疫苗效果评价至今没有很好的评价方法,临床医生需要有产品注册证的诊断试剂,建议国家层面应尽快统一方法和标准。

舒跃龙:

第一,根据我们讨论的结果和建议,尽快制定病例定义标准和实验室标准化的检测方法,要简单、方便,最好能够注册,我们承认,我国的传染病诊断试剂水平与国际上是有很大差距的;第二,免疫策略评价问题,众多疫苗的免疫策略问题应该引起大家的高度关注。

CDC细菌性传染病监测需要
什么样的分子分型技术

◎阚 飙

我们探讨的传染病暴发,实际上包含了几个不同的形式:第一种是一段短时间内在局限的地区出现了很多相似的病例,这个就叫暴发了,这是暴发的一种形式。但是现在面临一个问题:有时也有一些暴发,病例是出现在不同的地方,各地看起来像单个病例,但实际是暴发病例分散开了,尤其是早期,所以,如何发现暴发,是当前面临的重要问题。对于传染病监测,我们流行病学调查了很多信息,实验室里也检测到很多的信息,还有临床上的信息。这些汇总起来,最后形成病例的个案信息,来帮助我们进行判断,寻找暴发以及溯源的蛛丝马迹。

目前我们使用的传染病网络直报系统,是要通过监测来发现暴发和溯源,对于流行病学人员,要发现暴发,而且能够找到原因,找到引起暴发的问题,然后切断扩散途径,那就控制了。对于微生物学人员,主要工作包括检测,需要认识病原是什么,并通过病原学证据敏感提示可能的暴发,并回溯到源头。

对于传染病检测中的实验室数据已经不能忽略了。在传染病日常监测和疫情调查当中,我们会得到菌株,然后进行分子分型,再放到分型数据库进行查找比对,形成报告,提示可能的问题,同时再开展流行病学调查分析。实验室里通过对菌株分子分型发现成簇型别的菌株,由此提出是否有暴发的问题,随后启动流行病学调查分析,一起来确认暴发,并采取行动,这个是实验室监测中通过分子分型来发现暴发做检测的途径。用这些病原体分子分型技术,是从病原学的角度切入来寻找问题,包括提示与确定暴发、发现传播链、寻找传染来源,以及包括扩散到什么范围等内容。

这里给大家展示一个视频（视频略），是当时的美国副总统戈尔的一段讲述病原菌分子分型用于暴发发现和调查的视频。另外有一个例子，通过利用菌株的分子分型技术来做传染病的监测，把分散在美国、日本的散发痢疾病例菌株进行分析，通过图谱相同的现象来提示有共同问题，随后通过流行病学的调查在夏威夷找到了源头，能够显示出，分散的病例实际上是暴发病例。

要用这个分析方法，就是基于病原体分子分型的传染病监测，根据共同感染来源的菌株是相同的这一现象和依据，帮助我们从病原学的角度来发现问题，寻找引起暴发的因素。这些病人分散到不同地区，我们一般不去关注感染源到底来自哪个地方，因为表面上看是散发病例，而日常监测中我们没有时间、没有精力来对每个病例做流行病学调查。

刚才提到的例子，对于我们是比较常见的疾病，没有流行病学人员喜欢去做腹泻病的流调，因为太普通了，也产生不了什么影响力，但是这恰恰是一类考验流行病学人是不是真正具有很深厚的流行病学调查能力的考题。对于如何病例定义，我举个例子，对于腹泻的调查，一般是将具有拉肚子症状的病人作为病例，然后再找对照。毕竟腹泻太常见，我们限定一下病例的定义，确定是哪个地方哪段时间的腹泻病例，成为调查的病例。又因为腹泻有病毒感染、细菌感染，有呕吐、发热等，症状也略有差异，为更精确将我们要找的那种因素导致的腹泻病例纳入真正病例组，我们又加一点关于时间的内容，比如近两周某个地方的腹泻伴发热的病例。再明确一点，比如近两周某某县的鼠伤寒沙门菌感染病例。这实际上依然是笼统的，因为某个地区的具有定义症状的、并有鼠伤寒沙门菌引起的病例仍较多，且会由不同因素引起。既然一个暴发是由共同一个原因、一个病原引起，此时我们加上这个菌株的分子分型信息，将病例组病例定义为近几周某某县具有 JPXX01B0865PFGE 带型的鼠伤寒沙门菌感染病例，这样排除了由其他感染来源导致的具有相似症状的病例，将病例组病例尽可能局限为一个共同因素、相同菌株引起的腹泻病例，这样突出了危险因素的 OR 值，能促进感染因素的发现。这是针对暴发调查和溯源的层面来做病例定义。

这有一个很具体的例子，是美国的一起腹泻暴发调查，这个图（图略）想突出的是从 9 月 6 日一直到 1 月 24 日。这当中大概有 600 多个鼠伤寒沙门菌感染病例。实际上，美国全年大概有实验室分离到鼠伤寒沙门菌的病原确诊感染病例6000例,半年也得有3000例,为什么这3000例病例当中的2400例不去调查,只是调查这600多例?就是因为病例定义中加了分子分型,感染了具有这种图谱的鼠伤寒沙门菌的病例才划为病例组,其他的2400例感染者的鼠伤寒沙门菌菌株,因不是这个型,就暂时不做调查了,因为这些人可能感染了不同的鼠伤寒沙门菌,感染的因素不是要调查的。为什么这个调查费了这么多时间?是因为用了这个定义来确定病例组以后,虽病例组病例菌株都具有这个带型了,进行流行病学调查的时候,发现这个人吃了这个食品、那个人吃了那个食品。与以前的暴发调查不一样,发现这些病例的可能食品不一样。最终调查答案是由美洲花生公司供应的花生酱给食品加工厂,食品加工厂拿了污染的花生酱加工成各种产品,然后再供应给消费者,最后形成这么大范围的暴发,而且这些病例是感染了相同或非常相似图谱的菌株,但来源食品不一样。而食品不一样也只是表象,实际上这些不同食品有个共同污染来源,是用作原材料的污染花生酱。

这个例子中就是从病原特征入手来做暴发调查,显示分离菌株分子分型在暴发发现和溯源调查中的重要作用。回到我们的主题,我们要什么样的分子分型,而且是CDC需要的?现在有很多的表型分型方法,分子分型方法也有很多,我们要什么样的?要求分辨力强、操作简便、重复性好、易于标准化、做一次实验便宜,而且要快速。另外,不依赖病原分离的方法更好,也是为了提高分析速度,尽快发现菌型问题和开展流行病学调查。

当然这几条当中,简便就是好操作、重复性好就是稳定。一些方法今天做是这样的结果,明天做是那样的结果,就没有办法用。易于标准化就是为了重复稳定,易于质控。还要便宜,只有便宜了才适于大批量操作。所以,总体的目标就是大家会使用的而且是稳定的方法。

我们需要一个分辨力强的分子分型方法,到底要强到什么程度?是不是一个菌株一个型、恨不得把一个微小的变异都描述出来?作为基因组的研究者来说,我们当然希望发现其中的任何差异,但是在流行病学应用上,我们要强调到什么分型程度。有时候太细了菌株稍有变化即被分成不同型,而暴发菌株引起暴发过程中,传给不同个体,会发生微小变化,因此分辨能力太强了,可能会造成不必要的麻烦,一个共同来源的暴发菌株也被分成不同的型。分辨能力多少为合适？古语一段话，"东家之子，增之一分则太长，减之一分则太短，著粉则太白，施朱则太赤"，讲的就是恰到好处。我们到底需要什么样的分辨能力的方法？理想的就是能够将共同来源的菌株聚成簇，并有别于其他不同来源的菌株；当然前提是共同来源的菌株在暴发传播过程中基因组不变。现实中有这样的问题，菌株复制过程中基因组是要变的，但在一定时间内，不变或变化有限。所以，我们在流行病学上调查，就希望能够找到分子分型方法不受小程度变异影响，或者是这个方法最好能够容许微小随机的变异。今天上午我们讨论的一个问题就是，不同菌株分析出的序列有变化，则关键是这几个菌株到底是不是一样的。这个永远是绕圈的问题，对于一个具体的暴发传播，我们不知道细菌怎么变。

理论上，我们希望用一个分型方法，将暴发的菌株聚到一块，将另外一个源头来的不一样菌株被分开。

有时候分辨力强也有一个问题，一个病人的标本有时可分到具有多种型别的一种菌株。例如海地霍乱的一次调查，他们也用 MLVA 方法，对病人采集粪便标本以后，标本不增菌，直接去做平板单菌落培养，挑不同单菌落进行分析。看结果，对于 1 号病人来看，菌株都是 MLVA 型别，4 号病例的 20 个单菌落里有 4 个是 MLVA 的 A 型，7 个 C 型，4 个 D 型，4 个 H 型，可见用 MLVA 从一个病人的标本中将不同菌落分成了多个型，那么到底这个病人感染了什么型的菌株？如果只挑一个菌落，将 4 号病人菌株分成了不同型，就可能认为这个病例感染了不同来源的菌株，会把流调人员的目标引到别的地方去。所以分型太细了也不行。

另外是要求快速，为什么要快速？无非是暴发应急的需求，要求尽快发现源头，快速干预，减少病例。并且病例调查时，尽早确定病例并开展调查，能获得更准确的信息。感染后从发病、分离、确认到分析是需要时间的，分子分型需要时间，时间如果太长，比如用了 2 周，可能感染危险因素已经没有了，再也回溯不了。而且，2 周以后再去找这个病例，询问 15 天之前到 20 天之前吃了什么，确实是回答不了或回答很不准确。传染病报告网络做了以后，做出了较多的很好的溯源调查例子，但是目前看来激动人心的例子还主要是污染因素持续存在数周或数月，分析后再开展调查时，污染因素还在，这个时候能找到来源。

我们要求分型方法最好是非病原分离依赖的，就是针对标本、不分离菌株即可针对其中的病原进行分子分型，最主要的也是为了快速分型这一点，所以需求还是快速、灵敏。核酸检测新方法测序技术等，可能会帮助我们来做快速分型。这个做起来很困难，大家提出来一些方法，无非还是要求分辨力强、简便、重复性好、易于标准化、便宜、快速。问题就在于哪些方法是好的。现在有很多的大规模测序，将整个标本的核酸序列全测出，要解决的问题是，如果我们从原始标本中直接测序，要知道扩增的片段是不是致病菌的，哪些是致病菌的，从样本中大规模测序，怎么拼接片段，哪些片段是标本中正常细菌的，哪些片段是致病菌的。即便测序价格便宜了，如何让序列拼接分析在网络实验室方便开展？这个结果能不能在不同实验室进行比较？所以，现有的技术可能能够解决一些问题，实践中目前还是存在一些困难要克服。

关于分子分型方法的评价问题。一个重要的基础方面是菌株选择。一定要选择流行病学不相关的菌株、暴发的菌株分别进行方法评价，并要求样本量。现在很多微生物学家缺乏流行病学的思维，描述一个全球流行的变异的时候，只有少量菌株就完成分析了。这里面缺乏了实际流行菌株的代表性，如果研究中样本选择的量和随机性不够，很多东西就被忽略了。

还有分型方法的参数比较与优化，以及与其他方法的比较评价。再一个是选择的分子分型方法能不能进行很好的质量控制，以及实验室之间的比较问题。最近发布的副溶血弧菌分子分型的标准化方法，是经过不同国家的实验室参与评价才发布出去，因此每一种分子分型方法都需要经过不同实验室、不同菌株的大量评价。

关于图谱比较问题，有时候我们使用相似度的百分比数值描述带型相似的不同程度。如相似度86%、97%，那么到底大于86%算一致还是大于97%算一致？我们在做微生物学分析的时候，这些数据能够帮助我们进行相对定量的分析，但是CDC不用这些数据，不设定判别界值。还要注意流行病学分析时不要求进化信息。在PulseNet中数据的比较，不是说把1万个带型放在一个数据集里面比较，这样计算量极大。而是把待分析菌株的带型与数据库中已有所有带型两两比较，这样普通计算机也不会死机，目的是能否找到具有相同或非常相似带型的那些菌株。所以CDC需要的技术和分析，与遗传学分析、基因组分析还是有差别的。

基因组学家醉心于发现差别,流行病学家需要容许一些差别。当然这里面有一个问题,我们总想把所有的问题解决得完美,这在流行病学中是不可能的。我们是解决主要问题,不是解决100%的问题。我们做的各种分析的检测,确实需要新技术、快速的技术、灵敏的技术,也不能太灵敏,也需要非经过病原培养的分子分型技术,这些都是摆在我们面前的挑战。但截止到目前,我们还是需要尽可能多的菌株,然后尽快地进行分子分型。

舒跃龙:

测序技术最终会不会取代 PulseNet 现有的分析方法?现在计算的方法,包括云计算的概念、云计算的操作方式,不需要在电脑上做,测序变得还要简单。当时做实验的时候,全球上千名科学家花了10年时间来做。你能给大家指出什么样的方向?现阶段可能 PFGE、分子分型技术也挺好的,但是哪一天测序技术会不会被取代?如果被取代,中国有没有比美国还超前的设想?我们现在就是要有意识地在全国布点,布什么点?布测序的点,规定每个省东南西北大量地测,会不会形成这样的局面,而不需要从省到地市都做 PFGE 的分析?

阚 飙:

我还是跟沙僧说的一句台词一样,"师傅被妖怪抓走了",而不能预言说"师父,妖怪要来抓二师兄了",还达不到这个层次,难以准确说明将来使用的技术。从目前的科学进展来看真是不敢预测,科学发展得太快,难以预测。PF-GE 确实有问题,在技术普及上有一定的困难,不简便,分析时间长。我不知道将来有什么方法能更简便和很低成本测序。基于测序的分子分型,其实不一定是全基因组信息,若测序后把差异的、非差异能找到,也是一个发展方向。从实际运行来说,怎么来组织?组织几个分中心,目前还是存在程序和操作上的一些困难。比如从安徽分离到的菌株,能否迅速送到江苏的实验室做分析,目前还存在工作体系和程序的问题。最好的是测序技术上取得突破,测序成本变得非常低,速度快,分析容易实施,要求在网络实验室均可进行序列数据的分析。

杨瑞馥：

从分型技术角度来讲,技术是以 PFGE 为主不会被测序技术完全取代,具体到一次暴发用 PFGE 来测没有问题,将来如果要想做巨大的数据库,可能需要测序技术。至于能不能大范围去做测序,这个肯定是可以的。因为国际上已经启动了一个项目,就是对 10 万个食品安全相关微生物做全基因组测序,另外还有其他的一些项目都在启动,所以将来全基因组数据库在溯源当中的应用一定是主流技术。比如炭疽,如果用普通的方法去做看不出来任何东西,但是通过全基因组测序它发现里面有四种菌,通过测序就能很完整地解释为什么标本里面有四个值,这四个值是不一样的,用全基因测序技术完全解释了为什么有差别,单纯用其他技术是解释不了的。所以我一直在呼吁我国应该重视全基因组测序技术的应用,尽管邵教授已经在主持一个项目,钱给了 2000 万,但还不够。像 FDA(此处指美国食品和药物管理局)1.7 亿美元就砸进去了,希望用五年时间做出来,其实用不了这么长时间,只要钱到位就可以了。10 万株菌太简单了,放到华大两个月时间全部搞定,所以关键是怎么用到这个资源,把这个资源都送到华大去测试,当然这个是有基准的。我们来建立这个机制,像扈主任送过去的菌株测了,测完以后我们给你分析,然后给你写文章,我们希望建立这样的机制。但是现在很困难,首先还是涉及钱的问题,我们国家投了很多钱分散到很多兄弟单位最后没有见到成效,但是为什么不可以让一个人操作呢? 所以这是机制的问题,如果有一个很好的机制,国家肯投一点钱进来,我希望两年之内能够建立世界最大的测序中心。

阚　飙：

分型技术要和 CDC 调查应用结合起来。将来肯定有其他的测序技术,也许测一个基因组就是 100 元,甚至发展出一些不经培养的自标本中直接做病原分子分型的方法,我们把分型用的核酸片段序列从测序库中调出来,用于感染病原分子分型,也可以了。另外,这些技术最好能够在省级、市级实验室铺开来用,所谓监测就是大家合力来做,随时做分离菌株的分析,如能这样监测溯源效果会更好。

马学军：

刚才听了一个很有意思的观点，PFGE 在溯源的时候不要求太高的分辨力。我想谈一下个人的观点，虽然现在测序错误率比较高，但是将来不会有问题的。可现在有一个问题，要从非培养测序，虽然测一个基因组有一些眉目，但是可能要 100 美元，因为这个要两周时间，所以希望不需要从原始标本里面培养，直接从序列里面提取有用的信息。但从非培养标本里面测出来序列，然后再去分析，可能会有很多的序列信息干扰。还有一个问题，有没有可能利用多重 PCR 方法，我们有那么多原始标本，这样就可以很快做出来，但分辨力要求不能太高，要允许有一些错误，包括可能在做数据的时候，在一定范围内允许一些错误，这样通过多重 PCR 是有可能的。

阚　飙：

测序的问题肯定还有很多要解决的，对病例标本，不一定需要测所有基因组，只要测出病原的几 K、几十 K 来，且如果大家都能测出这个共同区域的几十 K 序列进行比较就够了，就显现出来了测序的优势。要容许一些小的差异，多重 PCR 可以在某些疾病当中进行尝试，比如结核菌、一些特殊的空弯菌感染，因为它会找一些特异基因，通过检测这些基因诊断该菌感染，然后测定这种特殊菌的一些特定片段，基于序列进行比对就可以了，但要求刻意扩增这些基因，以使不同网络实验室对这种菌感染的标本均测一样的片段进行比较。我估计在某些特殊病原感染上可以尝试，但是原则上，还是要求在整个肠道复杂的微生物环境当中，能够非常特异地抓到特定的基因。第一个作用是诊断感染，第二个是靠基因的序列能够把这个感染病原体进行分子分型。多重 PCR 也有，其实 MLVA 的方法说通俗一点也是多重 PCR 的方法，但对于一些菌可能不适宜，我怀疑对致泻性大肠杆菌，在标本中不经分离直接分型可能目前存在技术障碍，一个大问题是肠道内正常大肠杆菌很多，如何拿到致泻性大肠杆菌的用于灵敏分型的基因片段是个要解决的问题。

舒跃龙:

我们能不能把今天所讨论的问题在国家层面形成共识? 另外谈到 CDC 系统,我们现在的 CDC 系统有一个优势,是靠系统的力量,不完全是靠个人魅力。举一个例子,我们现在有 CDC 这个监测系统了,能够拿到很多的毒株,拿到以后我们再和华大进行战略合作联盟,然后形成机制,从这个层面上可以帮助国家解决一些问题,为什么? 防控暴发疫情是公共卫生部门的主要职责,还应该是 CDC 的行为。现在不是要完全铺开代替 PFGE,但是现在我们同时有一套新的测序技术,从理论上推测测序技术重复性不会比 PFGE 差,在技术上有这个优势,这就产生了怎么布局的问题。能够把这些事情搞在一起,然后再做一套系统形成数据,CDC 系统是最合适的系统,涉及所谓的菌株和流行病学信息,以后省级和市级 CDC 就负责把菌株给做成,然后再保证所有兄弟单位的利益。我建议把资金从 2000 万元变成 20 亿元。不一定把所有的菌株都包含进去,现在先把最重要的菌株包含进来,通过这样一次学术活动得到清晰的思路,以后把清晰的思路拿出来跟各位领导说一说,说多了,可能就会上。当然 PulseNet China 已经成了一个品牌,这个对你们已经是一个挑战,一旦战胜了这个挑战,你们的系统就上了更高的层面。我们现在基本上同步得做,那不是世界第一也是世界第二了。

阚 飙:

我觉得新一代分子分型系统还是依赖于 CDC 的需求和大学及科研机构的合作才行,把这个方法变成 CDC 的日常工作可执行的内容,就便于大家去做了。

崔志刚:

之前做过鼠疫菌的研究,因为鼠疫菌做 PFGE 是很困难的。我们原来也尝试过,把基因组序列获得了,采用电脑模拟的方式,就能够把菌株还原成 PFGE 的模式。如果暂时两个并行,从技术上可能行得通,可以用模拟的方式。到底在应用中是否能够符合疾病控制的需要,我们可以先把它模拟成 PFGE 数据库。目前,美国还是把 PFGE 技术作为适宜的技术来进行疾病控制,这也是一条路径,既然测序已经这么简单了,1000元就可以测了,测完之后再做一个转换,然后把结果结合起来用。一段时间之内我们也可以使用这种方法。

舒跃龙:

我的想法就是全面抛弃,建立全新的,就是要超越它,不是要否定它,可能还会再用10年,但是10年之后不是这个方法,可能有一个新的方法出来。我也认为以后测序就是常规工作,跟培养细胞是一样的事情,没有那么复杂。常规工作就是日常检测,就是每天技术员上班了把培养基做好,把细胞培养好,以后测序跟这个是完全一样的。我所说的建议不是要颠覆目前的,而是要用PulseNet的设计思路,在5年之后或者10年之后建立一个更强、更快的也很经济的、重复性非常好的监测体系,传染病控制其实就是解决源头,然后砍断传播的危险因素,解决了这些问题之后,就是一个新的传染病控制体系或者是控制系统的建设。有一种方法比现在更好,就要推进建设,因为建设也不是一天两天、一年两年就能完成的。我个人理解就是这样的,不是说我们现在把它抛弃不用。但是当有一个方法比它更好的时候,就可以用了。

景怀琦:

也有可能只需很短的时间,可能几年就有可能代替了,当时做这个技术的时候觉得先进的不得了,但是可能很快就被替代了。对我们来说,现在是箭在弦上,应尽快建立我们的品牌。

杨瑞馥:

从传染病的角度把PulseNet China作为一个品牌,当然学术归学术,不讨论别的问题。舒老师说得非常好,要有很好的前瞻技术,或者是逐渐完善这个分析技术,实现我们更好、更快、更经济的溯源。阚所长讲的那些要求对溯源和分析的要求:简便、快速、实用、经济,这些指标通过测序技术都能够实现。我们研究鼠疫这么多年,现在可以轻松地实现测那么多菌株,经过分析以后,我们现在只要30几个SNPs,就能确定基因组序列变异,三四个就能够解决全基因组序列,当然,如果不测全基因组,就没有这种简便分析技术,所以我觉得全基因组测序,第一是建立非常高分辨力的数据库,第二能够建立更简便的分型方法,进行更简便的分型。拿到这些简练的分型方法就能够让 CDC 能够去做,所以我们的目标也是这样的,通过复杂基因组的分析,建立更简便、更客观的分型方法,因为目前我们做的 MLST、MLVA 分析就是瞎子摸象,摸着腿就是腿,不能从全局的角度来考虑。在全基因组当中是给全局的印象,然后给出一个关键点,大象有长长的鼻子,有四条腿,有一个宽厚的大背就可以了,描述完这四点就是大象,这就是从全基因组测序信息获得的简练的分型方法,就能够很快地推广应用,既经济又实惠,将来在实际当中会产生很大的作用,所以我觉得新技术一定要跟踪。舒所长说得很正确,不是否定 PulseNet,美国还在坚持来做,在未来几年内还是很重要,但是任何一个技术都是一个时代的产物,不能抱一辈子。因为从过去技术发展的历程来讲,都是一代一代的技术逐渐往前推,现在就是处在关键的时期。

董兴齐:

刚才谈了几点我觉得非常有意思,一方面,我国 PulseNet 工作从技术基本完备到现在,时间也就是两三年,为什么发展到现在的情况?其实跟我们当前的经济发展基础是密切相关的,我们都不能否定将来测序技术取代现在的分析,但是我们最经常谈到的两个问题,无论是分子分型也好还是溯源也好,其实最终都是谈到流行病学的问题,如果离开流行病学的问题,我们就很难说去做什么,要解决什么样的问题。PulseNet 也好、将来的测序也好,到目前为止,诊断是只能用 PCR、血清学,甚至有很多疾病只能用临床学来分析,1998 年美国总统戈尔在白宫做的报告时讲到,未来测序不可能取代分子分型。他能够在白宫的会议上呼吁要建立这个网络,我相信他已经有很具前瞻性的想法,所以在我国,目前 PulseNet 仍然需要继续发展,而且发展得很广,将来测序如果能取代,取代的级别也是很有限的,这些测序来了,有多少人能看懂?有多少人能区别开?将来如果用测序能够返回准确的结果到 PulseNet,就没有什么问题。实际上将来两个工作延续下去应该是可以的。PulseNet 在未来数年仍然是我们重要的分子分型方法。

扈庆华：

通过这次讨论，我们最终是要解决问题的。所有的技术都是为我们提供服务的，我感觉测序也很好，但是，目前测序有几个问题，一个是费用的问题，杨老师提到美国 FDA 测序是全免费的，全世界把菌株送给他，他返回给你信息也是共享的，华大能不能免费？

杨瑞馥：

华大不能免，人家是公司。

扈庆华：

费用的问题谁来解决？第二，关于时效性问题，如果把所有的菌株都送到华大来测，不可能测那么快。我们做 PulseNet 就是暴发疫情预警的，其实就是实时监测，暴发疫情的早期预警、预测，发展分子分型将来不是单纯为了这个技术，而是系统性工作，所以时效性怎么解决？我们这些年做网络监测就是为了早发现疫情。现在我们的疫情防控其实是消防队式的，发现问题再去处理，那个时候流行病学可能不需要做分子分型的，我们希望做的层次更高，希望通过实验室系统能够早期了解疫情暴发的苗头，这样对流行病学意义更大。我们各区级控制中心经常会碰到这种项目，做这个有什么意义？很多暴发情况下不需要调查从哪里来、不需要证明它是不是，果断处理就可以了。所以我觉得一个方法没有时效性就没有太大意义。测序是很好，但是目前很困难，像我们深圳这边专门有机构来做测序，包括后续的检测很简单，信息分析是难点，我感觉我们现在用了很多方法，但是现在真正标准化的，能够让省市一级用的，真的不多，包括质量管理也没有什么标准，病毒的标准也欠缺，现在迫切需要改变这种情况。细菌研究好一点，病毒的很多标准根本没有像美国那样，有一个很细的完整的评价。现在很多方法都是在书本上、论文上，像我们实验室里面没有标准，我们照着文件来做没有问题，但是往往做不出来。我们关注前沿技术，同时希望能够把现有的技术标准化、规范化，希望能在这次沙龙上有所讨论，也需要国家来牵头做这个事情。

阚 飙：

PulseNet 是 PFGE 之后才建立起来的，它代表一种工作模式，不是说不用 PFGE 了，就不是 PulseNet 了。要列出难以预测的未来做什么分析、可预测的未来做什么分析、不久的将来做什么分析。CDC 更多看的是不久的将来，要拿出来可行的方法。杨老师说了一个非常重要的方面就是技术转化的问题，测序可以拿到华大来做，邵祝军的课题、我们的课题，研究的都是在不久的将来要发展的方法，通过大规模的测序，研发新的分型技术，然后与 PFGE 比较看是否有用，是否适用于 CDC 日常实时监测，这是一个技术研究与转化问题。

舒跃龙：

为什么引导这个讨论呢？我觉得，既然是新观点学术讨论会，就是要有一些突破性的思维。一个新技术大家都质疑它，这是可以理解的，就好像谁也没有想到我们的手机像苹果公司做成这样的可以无所不能，所以有人会说台式机可能要退出历史舞台。有人说 2013 年是关键性的一年，可能台式机就要被淘汰了。我希望传染病领域里面也应该大胆地想一些新方法，比如华大能够提供这个技术，我想每个省 CDC 都有像华大这样的测序中心，再怎么难的问题都能够解决了。这个事情主要的是在技术层面看它是好还是不好，能够解决哪些可以解决的问题，解决哪些不能解决的问题，这个是我们这次会议要讨论的。我还是支持杨老师的观点，我觉得测序技术发展到现在，已经看到了曙光，不是看在雾里的照片了，而是看到雾已经在散，美国人已经宣布了这个计划，已经在干这个事情了。

我作为一个主持人，引导大家也达到了这样的目的，大家多次表达这样的观点，关心我们能否形成某种意义上的共识，对政府有战略上的建议。现在中国最缺少的就是总体的设计，为什么美国提出 PulseNet？为什么这个概念不是在中国提出来的？这个问题值得我们反思。为什么我们不能提出 PulseNet 的概念？我们现在讲的测序，应用这种大规模测序技术做传染病的策略，也不是我们第一次提出来的,国外人家已经在干了,我们还停留在要不要这样干的角度,这就是我们跟发达国家的差距。

扈庆华:

现在分子分型技术与测序技术衔接,可以组织选几个菌来试验。

阚　飙:

课题已经在申请了。

邵祝军:

现在国家已经投了 2000 万元,这 2000 万元是鸡生蛋、蛋生鸡,希望能产出 2 亿元。但是测序技术做的工作太多了,现在我们只能做几个重点的先摸索一下探路,有希望总比没有希望好。

基因组测序对我来说也是比较新的东西,我在准备重大专项的时候就有一个体会,我们可能太多的关注基因组测序,当时我在准备的时候也和阚所长打电话说过,有时候还不能过多地关注基因组测序,我们在做准备的时候基因组型和表型这两种是完全不能分开的。像 PulseNet 是依赖于培养,培养也很关键,最基本的东西我们一定不能丢掉。杨老师刚才讲 SNP 分型,我们也在考虑要完成最基础的东西,有时候细菌的变化 SNPs 做分型也可以,但是可能有点进化思维,往往难以与一些细菌表型的改变联系。

杨瑞馥:

我解释一下 SNPs,这个是表现基因组的信息,不是说非得有表型改变才能拿到去做,因为是在全基因组中筛选出的三四十个 SNPs,再一个全基因组信息,全基因组的数和 20 多个 SNPs 的数是一样的,这个是一模一样的,从这个角度上讲是基因化的概念,在我们研究的计划中这两个很难分割。从全基因组包括邵主任说的建数据库或者什么的,他们讨论的就是这样,我们只盯着建库,这个库没有什么用,所以必须大撒网,将来这个数据库才有意义,我们现在是大撒网建库。

邵祝军：

最近在准备的过程中我们也关注一些，中间肯定有很多问题，钱是很重要的问题。

舒跃龙：

流感抗原性的选择标准，就是跟抗体反应不反应，理论上序列组可以代表抗原性的变化，所以我们提出完全基于测序就可以选择合适的疫苗。一个信息总是代表一种进步，测序肯定比血清学方法简单得多，美国特别权威的一个专家，他就是不同意我这个观点。但是，现在不是很成熟，取代不了，全球也没有采纳我的方法，但是我相信用不了 10 年，我的方法肯定能取代现有方法，这需要一个过程。这是非常简单的一个事情，没有什么创新，只是一个观念的改变，技术的进步可能会带来新的发展。所以我们感谢阚主任给我们引出这个重要的话题，对于今后传染病的检测具有重要的指导意义。

分子分型在流脑监测中的作用

◎周海健

关于分子分型方法的选择,我认为对不同的细菌和不同的目的应该选择不同的方法。就跟我们选择交通工具一样,有汽车、火车和飞机。我们从北京到天津选择汽车或者火车比较合适,但是假如从北京到西双版纳,那就是选择飞机比较合适了。对于不同的细菌各种分型方法都有其优缺点。在霍乱暴发中,PFGE 的分辨力高,分型能力强,是目前最好的分型方法;但是对于鼠疫菌来说,PFGE 就存在分辨力低、生物安全要求高不便于实验操作等缺点。MLST 在很多细菌中已经成熟应用,比如说脑膜炎奈瑟菌,但是对于霍乱弧菌和鼠疫菌的分辨力却很低。从分型目的上讲,MLST 适合用于流脑的大范围长期监测,但是不适用用于暴发调查中传染源和传播链的追溯。这里,我就简单介绍一下MLST 在流脑监测中的作用。

流脑是一种全球性疾病,经常跨国度、跨洲传播;同时又是一种季节性疾病,在冬春季节会出现发病高峰;流行强度有散发、暴发、流行。在非洲、亚洲地区以地区性暴发、流行为主,散发病例也常见,欧美地区以散发病例为主,偶见小规模暴发。在 20 世纪 80 年代之前,中国每隔 8 ~ 10 年出现一次全国性流行;自 80 年代开始广泛接种 A 群流脑疫苗以来,这种发病率上的规律被打破,90 年代开始发病率明显下降,一直处于很低的水平,低于1/10 万。流脑的致病菌是脑膜炎奈瑟菌,分为 13 个血清群,其中 A、B、C、W135 和 Y 群是主要的致病血清群,引起 95% 以上的流脑病例。目前在欧美地区以 B、C 和 Y 群为主,在亚洲是以 A 和 C 群为主,非洲以 A 和 W135 群为主。我国在 1959 年、1967 年和 1977 年经历了 3 次流脑全国流行,均是由 A 群脑膜炎奈瑟菌引起的。自80年代开始广泛接种 A 群流脑疫苗以来,流行由规律的周期性流行转为以散发为主,偶见暴发。

在流脑的分子分型方法中,目前广泛被使用的是 MLST 和 PFGE。MLST 有国际性的网站,目前该网站中已经收纳了全球各地区 20504 株菌的分型数据,分为 9896 个 ST 型。

我们对 1956~2010 年中国分离的 765 株脑膜炎奈瑟菌进行了 MLST 分析。结果显示,A 群和 C 群的菌株克隆性很高,B 群和其他群的菌株多态性较大。A 群主要是 ST－3、ST－5 和 ST－7 三个型别,C 群主要是 ST－4821 型。我们把 ST 型的时间分布加到历年发病率的图中,可以看出我国历史上的 3 次流脑流行是由不同基因型的菌株引起的。1959 年和 1967 年是由 ST－5 型 A 群菌株引起的;1977 年是由 ST－3A 群菌株引起的;到 1985 年有一个小高峰,也是由 ST－5 型 A 群菌株引起的。我们国家是从 1984 年下半年开始广泛接种 A 群流脑疫苗的,我们推测如果没有接种疫苗,1985 年将会是有一个流行大高峰。虽然 1985 年后发病率一直处于低水平,但是从 1995 年开始,流行菌株又发生了菌型的变迁,优势菌群由 ST－5 型转成 ST－7 型。一直到现在(2012 年),分离到的 A 群病人的菌株基本是 ST－7 型。

在 2003 年,我国首次发生了 C 群流脑暴发,型别为 ST－4821 型。到 2012 年已经在 27 个省份分离到 C 群菌株,其中 24 个省份分离到 ST－4821 型 C 群菌株。ST－4821 型 C 群菌株已在东部某些省份成为优势菌群。我们再把 ST－4821 型 C 群菌株的出现加到历年发病率的图中,发现 ST－4821 型 C 群菌株的出现离 1995 年 A 群菌株的基因型的更替正好也是 8 年。

我们对 2003~2008 年分离的 371 株脑膜炎奈瑟菌进行 MLST 分型,显示我国目前主要的流行菌株是 ST－7 型 A 群和 ST－4821 型 C 群两个克隆群,其中 ST－7 型 A 群菌株在全国均有分布,ST－4821 型 C 群菌株主要分布集中在东部地区。

流脑监测的实验室工作主要分三个部分。第一,病例监测,有个案调查和暴发调查;第二,健康人群监测,有菌株携带状况调查和人群免疫水平监测;第三,耐药性监测。在全国监测方案中目前是没有把分子分型纳入其中。我们在日常工作中,在个案调查、暴发调查和健康人群菌株携带状况调查中应用了分子分型的分析方法。

下面举三个例子简单介绍一下分子分型在流脑监测中的应用。

第一个是对健康人群携带状况监测。我们在 2009 年对山西省 2000 份的人群进行了健康携带状况调查。两个县的携带率都很高,分别为15.05%和13.33%。那么,这么高的携带率是否预示着会发生流脑流行或者暴发呢?我们接着对分离的菌株做了MLST分析,结果显示健康携带的菌株基因多态性极大,没有优势的克隆群存在,也基本没有高致病性的序列群的菌株存在,所以我们推测,这个地区在近期内不会发生流脑的流行和暴发,甚至发生聚集性病例的可能性也很小。这是我们和国家免疫规划中心及山西省CDC一起做的工作。

第二个是暴发调查。2010年某劳教所流脑暴发,在4天内发生3个病例,随后采集了166份密切接触者的咽拭子,47人携带脑膜炎奈瑟菌,其中包括29株C群菌株。我们对所有菌株进行了PFGE和MLST分型,结果显示2株病人菌株和其中的26株密切接触者菌株PFGE相同或高度相似,MLST分型同为ST-4821。可以用分子分型的方法区分暴发相关菌株和健康携带本底菌株。这部分工作是我们和济南市CDC一起完成的。

第三个例子是在常规检测中,发生连续性病例以后所做的工作。2011年2~5月,来宾市兴宾区发生4例流脑,死亡1例。4例病人发病时间分别为2月12日、4月2日、4月27日、5月1日。病例分布在4个乡(镇),寺山、凤凰、桥巩、城北社区各1例,遍及兴宾区东、西、北、中片,分布较为广泛。发病以青壮年为主,分别为16岁、18岁、20岁、46岁。男性3例,女性1例。其中3例为ST-11型W135群脑膜炎奈瑟菌,1例脑脊液检测为ST-11型W135群。2011年5月17日,对其中1例病人的30个密切接触者(同班同学)进行脑膜炎奈瑟菌携带情况调查,结果显示10人携带有脑膜炎奈瑟菌,其中9人携带ST-11型W135群脑膜炎奈瑟菌。2011年9月在来宾市兴宾区开展了健康人群调查,共调查1311人,112人携带脑膜炎奈瑟菌,携带率8.54%;其中20人携带ST-11型W135群脑膜炎奈瑟菌,分布在16~20岁年龄组(高中生,14人)、13~15岁年龄组(初中生,4人)和7~12岁年龄组(小学生,2人)。最后根据我们的结果,广西壮族自治区CDC向全区各级CDC发了"关于加强流行性脑脊髓膜炎防控工作的通知",要求各级CDC积极做好W135群流脑疫苗的接种工作。这部分工作是我们和广西壮族自治区CDC一起做的。

随后,我们总结了W135在我国的发病情况。我国的首例W135群流脑病例发生在2006年(福建),在2007年(广东)、2008年(广西)又分别发生1例,

2010年(北京)发生1例。随后在2011年2月~2012年3月间,在广西、广东、江苏、浙江、河南、湖南和安徽共发生11例W135群病例。到目前为止一共发生15例135群病例。我们对其中的14例做了MLST分析,均为ST-11型。在2005~2012年之间,我们在北京、海南、山西、广西、广东、安徽的健康人群中也分离到了ST-11型135群菌株。我们对我国1974~2012年分离的49株135群菌株进行了PFGE和MLST分析,结果显示主要分为3个序列群:ST-174序列群、ST-11序列群和ST-4821序列群。其中2003年以前分离的菌株均为ST-174序列群;2003年以后分离的菌株分为ST-11序列群和ST-4821序列群,其中健康人群菌株均属于ST-4821序列群,病人菌株均为ST-11序列群。我们通过脑膜炎奈瑟菌黏附相关基因 *pilE* 和 *nadA* 的检测,发现ST-11型W135群菌株和我国历史流行过的ST-3、ST-5和ST-7三个型别的菌株同分为第Ⅱ类,而其他菌株均为第Ⅰ类,表示流行菌株是有一定的共性的。目前ST-7型A群和ST-11型W135群是全球流行的两个克隆群。

我们把ST-11型W135群菌株的出现也加到我国历年流脑发病率的图中。我们发现,从2003年出现C群菌株到现在出现W135群菌株正好是9年。我们认为虽然流脑发病率越来越低,但是菌群结构越来越复杂;流行模式改变由每8~10年一次的规律周期性流行转变为以散发为主,偶见暴发,但是依然每8~10年会发生一次明显的菌型变迁现象,而且流行的优势菌群越来越多。

在流脑监测中,分子分型方法的应用有三点关键因素:①流脑疫情分析中,最关键的不是溯源,而是对致病菌株波及的范围做出判断;②时效性;③一定要把实验室数据和流行病学数据结合在一起分析。

崔志刚:

你说的8~10年一次变化,这个菌株会在当地留下来,逐渐在这个地方越来越多,是相互排斥还是共存?

周海健:

2003年之前的数年中我国的流脑监测几乎是停滞的,从2003年之后的数据显示,在全国范围内是共存的。具体到个别的省份可能会有所不一样,有的年份一个少一个多。目前在我国西部地区还是以ST-7型A群为主,但是在东部一些省份,ST-4821型C群菌株已经成为优势。

崔志刚:

若是这样,能够按照ST型的多少判定方向吗?

周海健:

最后这张图(图略)不仅仅是基于做科研的角度去看的,我们更多的是想提出一个建议,ST-11型W135群的菌株可能会越来越多,然后成为另一个优势的流行菌株。我们希望现在就开始采取措施,而不是等这个菌成为优势的流行菌株再打算。

邵祝军:

我觉得疫苗预防性疾病里面也有很多的问题,包括检测、分析、溯源这些技术,能不能从这方面考虑一下?

舒跃龙:

关于检测和策略,这个问题很重要。为什么不改疫苗?当然改疫苗很困难,从质量控制、安全性评价上,但是不能因为困难就不改了,现在很多预防性疫苗都面临这个问题,长期使用之后必然要面临这个困难,菌株总是在变异的。再一个是对疾病预防控制根本没有作用的,如果你觉得不是很匹配的菌株苗就不应该用,这个是很关键的问题。当然这个问题阻力非常大,一个是疫苗生产厂家不愿意改,他们有成熟的体系,绝对不愿意改。我跟他们提了,但是疫苗生产厂家的目的是不一样的,就是卖点生理盐水也是赚钱的;但是疾控部门不一样,必须要拿最好的方式才可以,后面新的菌型的菌株出来之后还打以前的苗是控制不住的。站在不同的角度看待问题不一样。

中国乙脑流行现状及乙脑病毒分子溯源

◎ 王环宇

我一直在想学术沙龙到底是什么样的形式,通过今天一天的参与,体会了学术沙龙的感觉,学习到了非常多的知识。我首先介绍一下中国乙脑的流行现状,之后介绍乙脑病毒的分子溯源,报告以结果性内容为主,但是我会把在本次学术沙龙讨论过程中的体会融入到报告中向大家汇报。

乙型脑炎是由乙型脑炎病毒引起的病毒性疾病,引起人类严重的中枢神经系统疾病,发现至今已经有100多年了,在我国也是一种传统的疾病。从世界分布范围上来看,主要分布在亚洲地区,这个区域人口多且相对集中,包括了中国和印度两个人口大国,有30多亿的人口。乙脑的病死率高,达到20%～30%,最重要的一点是其后遗症非常严重,由于是大脑出了毛病,后遗症的严重程度可想而知,如:瘫痪、失语等,如果得病后出现严重的后遗症,对于一个家庭来说整体疾病负担是非常大的。乙脑在我国的流行季节主要在6～10月,儿童是主要的发病人群,三带喙库蚊是主要传播媒介,猪是重要的扩散宿主。

前面的报告介绍了流脑流行的最高峰出现在1967年,乙脑的流行高峰也出现在20世纪60年代末期,这可能与那个年代有关系。随着乙脑疫苗的广泛使用,乙脑发病率逐渐降低,现在已经降到10万分之0.12左右。有一点值得注意,虽然乙脑的发病率逐渐下降,但是其病死率一直稳定在4%～6%之间,这说明,虽然乙脑是疫苗预防性的疾病,但其病死率还是相对高一些,仍然是需要高度重视的疾病。

我国乙脑流行地区的变迁过程是:20世纪50～60年代我国东部沿海地区高发;70～80年代,除新疆、青海、西藏外,大陆大部分省均是乙脑高发地区。随着经济发展、乙脑疫苗的使用和生活水平的提高,我国乙脑发病人数显著下降,目前西南地区的云南省、四川省、贵州省、重庆市及中部地区的河南省逐渐成为乙脑高发地区,这也是我们在做疾病预防控制工作时重点关注的省份。同时,需要关注西藏林芝地区,因为2008年该地区出现了本地乙脑疑似病例,2009年在该地区展开了相关调查,从当地采集的健康人群血清标本中检测到乙脑病毒中和抗体,在猪血清中检测到乙脑病毒的IgM和IgG抗体,同时从墨脱县采集的三带喙库蚊标本中分离到乙脑病毒,因此认为该地区是一个新的、潜在的乙脑流行疫点。

我国乙脑流行时间具有较为显著的季节特征,即:6月份在两广和海南,7月份在长江流域,高发季节是8月、9月,主要是北方的省份。以乙脑低发的2008年为例,其中一个红点就是一个乙脑病例,可以看出乙脑病例随着时间从南往北逐渐扩展。整体看乙脑属于高度散发的疾病,但在局部地区乙脑病例相对集中。例如,在山东、河南、安徽和江苏四省的交界区,如果从一个省的发病资料分析很难找到乙脑流行的高发区,而综合分析提示我们,此交界地区应该是以后乙脑防控的重点区域。

大家对乙脑都很熟悉了,主要是儿童发病为主。但是,2006年山西运城出现的病毒性脑炎暴发引起了重点关注,主要因为疾病暴发是以40岁以上成人病例为主,并且死亡率接近20%。通过实验室检测,综合临床表现、流行病学分析最终判定这是一次成人乙脑暴发流行。之后针对我国乙脑病例的流行病学汇总分析,发现了我国以成人乙脑发病特征为主的地区,例如:山东省的淄博市和河南洛阳市。

乙脑是由乙型脑炎病毒引起,属于黄病毒科黄病毒属,通过E基因序列分析,乙脑病毒分为5个基因型。

我国在20世纪80年代到2000年期间,保存的乙脑病毒毒株较少。梁所长整理并汇总了我国以往的乙脑毒株,并在全国开展了标本采集和病毒分离工作,采集的标本主要包括:蚊虫、病人的血清和脑脊液、猪血等。现在分离的乙脑毒株主要从蚊虫等媒介昆虫标本分离,从病人标本中分离的非常少。五六十年代的乙脑毒株主要是从死亡病例的脑组织中分离,现今拿到的多是病人的血清标本和少量的脑脊液标本,由于疾病自身的特征,即:病毒血症期较短,也就3～5天,病毒载量较低,因此,从病人中分离乙脑病毒非常困难。

经过10年的努力,综合分析我国近200株的乙脑病毒株基因序列,绘制出中国乙脑病毒基因分型地图,将我国基因1型、基因3型和基因5型乙脑病毒病原体型别分布特征整体描绘出来。新疆、青海和西藏是传统意义上的乙脑非流行区,而新疆和青海两地,尤其是新疆,经过连续的检测,均没有分离到乙脑病毒。正如前面讲述的,在西藏林芝地区采集的蚊虫标本中分离到乙脑病毒,并且发现了两种基因型别,基因1型和基因5型,目前全世界只有两株基因5型乙脑病毒,韩国检测到基因5型乙脑病毒并测定了全基因序列,但是没有分离到病毒。

准确掌握我国乙脑病毒的基因型别及其分布,在暴发疫情处理上起到了重要作用。在山西运城成人乙脑暴发疫情处理中,从当地采集的蚊虫标本和病人血清及脑脊液标本中检测到乙脑病毒的核酸序列,并发现属于基因1型和基因3型两种型别,但是很可惜没有分离到病毒。这一结果为最终判定本次脑炎疫情暴发是由基因1型、基因3型两种型别乙脑病毒共同引起的一次局部地区的成人乙脑暴发流行。

在分离到大量乙脑病毒后,我们测定了其全基因组序列,并详细整理了病毒背景信息。20世纪80年代之前的毒株是由其他实验室提供的,从2001年至今,每年都有乙脑病毒。这些乙脑病毒分离自20多种蚊虫标本、3株分离自蠓标本、4株分离自蝙蝠标本,其他分离自人的血清或脑脊液标本。

通过整体进化分析,首次开展了乙脑病毒分子溯源,发现基因1型乙脑病毒是最年轻的种系。采用MCMC的方法计算了乙脑病毒基因组的平均核酸替代率每年每个碱基是1.11×10^{-4},基因1型和基因3型之间差别不大。对于乙脑病毒的种群动态分析显示:基因3型乙脑病毒经过快速增长—平台期—消落期,3个过程,而基因1型乙脑病毒则一直保持平稳增长。经过比较得出结论,基因1型乙脑病毒最终取代基因3型成为优势基因群体。乙脑病毒只有一个血清型,我们把这些新分离基因1型、基因3型乙脑病毒和现行的乙脑病毒疫苗株去做保护力的实验,实验整体上来说是疫苗能够保护新分离毒株,这个没有问题,但是对于个别的毒株来说,疫苗保护力还是存在一定差别。

总体来说,目前我国乙脑病例显著下降,但是在部分地区出现了成人乙脑发病的流行特征。我国乙脑疫苗是8个月~1岁接种第一针,2岁接种第二针,疫苗究竟能保护多长时间?到10年以后呢?尤其是40岁以后的人是什么样?

我们现在着重分析成人乙脑的流行特征,看看发病与乙脑毒株有什么关系。另外,也在继续深入分析乙脑病毒型别整体变迁过程及意义。

景怀琦:

十几年来,200多个毒株,这么少的毒株划成优势型别,是不是有点少?

王环宇:

这个问题我认为是由于细菌与病毒存在着差异,病毒分离相对困难,尤其对于脑炎类病毒而言,由于标本是血清和脑脊液,众所周知,脑脊液是非常难采集到的,而乙脑的病毒血症期非常短,通常为3~5天,因此分离病毒很困难。对病毒来说,我个人觉得作为脑炎病毒来说已经很多了。在美国,他们做了这么多年研究,分离到的西尼罗病毒毒株也不多,主要是通过病毒核酸序列去分析。对于乙脑病毒的分子溯源分析是用乙脑毒株做的。

舒跃龙:

我个人也坚信科学的进步和技术的进步是并行的,也是相互促进的,这次学术沙龙也是希望在传染病的溯源上能够发现新的技术,能够帮助我们更好、更快地进行传染病的溯源。希望这次学术沙龙对在座的各位都有所启发,当然我也更希望通过中国科协把我们的想法在疾控工作当中开展起来。

会议时间

    2012 年 10 月 14 日上午

会议地点

    金地大酒店第一会议室

主持人

    杨瑞馥

HIV 耐药突变检测

◎张晓光

　　本次沙龙的题目是监测和检测，所以我把艾滋病的检测情况向大家做个汇报。艾滋病检测在中国已经做得很早了，但是现在艾滋病辅助治疗检测中还有一些亟待解决的问题，比如耐药突变检测还没有一个可以在基层推广的可行方案，无法对病人的耐药突变的情况进行及时地了解。

　　艾滋病病毒在复制过程中可能会发生大量的耐药突变，常用的耐药突变检测方法基本上以测序为主，但是我们发现测序方法在日常工作中有一些问题，比如说灵敏度不高，另外判断是否存在耐药突变只能从测序峰图中的套峰进行判断。大量实验结果表明，耐药突变的比例占病毒载量的 20% 以上才能有效地被判读。有什么方法解决这个问题？HIV 的耐药突变基本上以单点突变为主。HIV 耐药突变可以理解为 SNP 的检测。SNP 检测方法有很多种，比如 DyA 连接法、单碱基延伸法、杂交法等。高通量的 SNP 检测方法基本上是基于单碱基延伸的技术做，比如 ABI 公司的 SNPSHOT 试剂盒，就是用单碱基延伸方法进行 SNP 检测的。除此之外还有一些国内科研团队也是以单碱基延伸标记进行 SNP 检测。

　　2008 年时，高峰教授在 *Nature* 杂志上发表了一篇了 HIV 的耐药检测的文章。他的方法是首先将耐药突变基因扩增出来，并固定到芯片上，然后将延伸引物与扩增产物进行杂交，再将荧光标记的单核苷酸进一步延伸。这个方法可以精确地计算出某种突变占整个基因的比例，也可以进行多轮的检测。优点是突变比例可以计算，也比较精确，但是缺点是复杂，需要一轮一轮地进行反复杂交和延伸标记。所以我们想能否将这种方法进行改进，我想到了流感高通量检测中应用的反向杂交技术。我们研究团队以前跟国家流感中心的舒跃龙所长做过流感病毒高通量检测的工作。流感病毒核酸检测的方法是做甲型、乙型以及 H1、H3 等当前流行株的 PCR，然后根据扩增结果进行判断是否是流感、是甲型流感还是亚型流感、是甲型流感的哪个株。因此，一个样本要进行少则 3 个，多则 5 个 PCR 反应。我们想能不能来一个一勺烩，用多重 PCR 的方法把病毒 RNA 一块扩增出来，然后用反向杂交的方法进行检测，看哪个位置有这个点，就知道有哪种流感病毒感染。这个研究的结果是相当不错的，通过一个多重 PCR 反应，结合反向杂交技术，可以一次把 H1、H3、H5 和猪流感检测出来。通过观察杂交芯片上显色点的位置就可以回答是否有流感病毒感染、哪个流感亚型或株。这个方法的灵敏度比传统 PCR 高 10 倍，比多重 PCR 高 10～100 倍。这个方法的优点除了灵敏度较高，还有就是高通量，理论上可以对多达 20 个基因进行检测。我们设想能够将高通量的反向杂交技术与特异性高的单碱基延伸技术结合起来，建立一种高通量的 HIV 耐药突变检测方法。其原理就把探针固定到杂交膜上，然后通过 RT‒PCR 把耐药基因扩增出来，再把扩增结果与探针进行杂交，最后通过单碱基延伸对突变点进行标记。这样既有反向杂交的高通量（一块膜可以点 24 个点），也有单点延伸的高特异性。

其检测原理是：首先通过 RT‒PCR 扩增出 HW‒POL 基因，然后将 PCR 产物与固定在杂交膜上的探针进行杂交，假如某一位置的 T 突变是我们需要检测的点，通过单碱基延伸把 A 标记在探针的 3′末端上。最后通过碱性磷酸酶标记的链霉亲和素与标记的在延伸 A 碱基上的生物素进行反应，判断是否存在 T 突变。因为 HIV 耐药分为主要耐药突变和次要耐药突变，突变点多达数百个。耐药突变情况又跟用药情况直接相关，所以我们根据国内用药的情况筛选了 11 个主要耐药突变进行检测。同时为了对检测方法进行考核，我们克隆了这 11 个点的基因。我们建立的方法实际上将杂交模块分为四个独立的部分来做，每个模块可以检测 24 个点，理论上可以做到 24×4 个突变检测。初步结果显示，我们建立的方法可以有效检出 11 个耐药突变。除此之外，我们跟华大基因合作建立了一种基于 MassARRAY 的 HIV 耐药突变检测方法。这个方法的结果也相当不错。

我们为什么要发展两种方法呢？因为第一个方法的杂交平台是使用凯普公司的导流杂交仪，这种仪器在二线城市的医院都有了，因此反向杂交的方法可以推广到基层使用，而基于 MassARRAY 的 HIV 耐药检测方法的平台是质谱仪,这个只能在有条件的大型实验室来用。

我们研究团队还做了一些快速诊断方面的工作,Dylight 800 是一种我们实验室常用的荧光物标记物,可以非常方便标记抗原和抗体。我们选择的荧光标记物的激发光和发射光都在近红外光区,为什么选择近红外荧光标记物呢?因为近红外光区生物体的自发荧光比较弱,本底低,所以灵敏度荧光更好。为了验证 Dylight800 是否可以提高检测灵敏度,我们做了一个实验,同一个 HIV 阳性标本,同时用韩国标准诊断试剂公司的 HIV1/2 快速检测试剂(金标法)和荧光标记检测,首先将标本稀释 100 倍、1000 倍、2000 倍、1 万倍、10 万倍,在 2000 倍稀释的标本胶体金标记的快速检测试剂已经检测不到 HIV 抗体,但是我们看到在 1:10 万稀释的标本仍然可以清晰地看到荧光条带。所以,这个荧光染料可以作为基于荧光扫描快速检测的标记物。我们跟华大合作研制了一个小型荧光扫描仪和荧光试纸条。我们建立了血红蛋白快速检测试剂,其下限是 2 纳克/毫升,比胶体金标记灵敏少 10 倍。上面我提到过,HIV 检测方法除去耐药突变检测外,还有一个非常重要的项目是病毒载量检测。目前最常用的定量检测方法价格很高,病人无法承担。因此,如果能够研发一种价格便宜的基于蛋白检测的 HIV 定量方法,对 HIV 病人治疗效果评价非常重要。由于近红外荧光标记技术的高灵敏度特点,我们有望建立一种基于近红外荧光检测的 HIV 定量检测技术。

食源性疾病的快速诊断和溯源

◎扈庆华

　　我主要是向各位专家汇报我们这几年开展的食源性疾病的快速诊断和溯源技术研究工作，把研究工作中存在的问题提出来，也希望各位专家能够给予解答。

　　食源性疾病是最严重的公共卫生问题之一，世界卫生组织估计，全球每年发生40亿~60亿例食源腹泻。食源性疾病在我国主要表现为细菌性食物中毒，还有感染性腹泻。食源性疾病在导致人民健康受到威胁的同时，还造成巨大的经济损失。如2011年德国发生的O104:H4肠出血性大肠杆菌感染暴发疫情。深圳每年也有食物中毒发生。

　　食源性疾病或感染性腹泻主要是由摄入受病原微生物污染的食品而引起的，而食品安全是一个复杂的问题，食品的生产涉及原料生产、加工、零售、流通等环节，每个环节都有可能受到病原微生物的污染，这对我们在处置食源性疾病暴发疫情时提出了更高的要求，需要快速准确地确定病因和进行溯源，需要回答2个问题：①是什么。引起食源性疾病暴发的病原菌是什么？②从哪里来。传染的源头在哪里？

　　食源性疾病由多种致病病原引起，需建立多种病原体的快速检测方法和溯源技术平台。

　　目前在我国，引起食源性疾病的常见病原体有七八种，但是在国外每年暴发的食源性疾病病原有多种，目前认为引起食源性疾病的病原体有40~50种，包括细菌、病毒和寄生虫。

　　传统检测技术操作复杂、检测时间长，现有的快速检测技术主要包括荧光PCR技术、免疫学技术、液相悬浮芯片等。

　　对于我们来说，在现场应急处置时需要比较快捷、简便的方法，我们认为比较好的方法应该是操作简单、重复性好、快速,特别是能在基层实验室推广使用的。现在 PCR 方法是不容置疑的,目前比较成熟的是单色的、双重荧光 PCR 方法,不成熟的方法有 4 重或以上的荧光 PCR 方法,急需改进和优化。

因为 2002 年的食物中毒暴发疫情多,现场处置需要一个快速准确的结果,所以我们选择了中通量检测技术平台进行快速检测方法研究,包括多重荧光 PCR 技术和液相悬浮芯片技术。我们以探针编码(改良分子信标)、探针溶解曲线为核心技术基础,开展多重荧光 PCR 方法研究,检测的病原体种类有 37 种细菌、5 种病毒、2 种寄生虫。液相悬浮芯片当时在国外做得比较多,因为芯片通量比 PCR 高,我们也开展了液相芯片检测多种食源性致病菌的方法研究。我们主要是想做这两个平台技术的研究。

多重荧光 PCR 是 2002 年开始做的,最低检出限大概是 1 ~ 6cfu/mL。荧光 PCR 方法和传统培养方法的比较,灵敏度和特异度均为 98% 以上,所以荧光 PCR 方法是可以用于食物中毒等突发公共卫生事件的早期诊断。同时也用了 Kappa 检验验证多重荧光 PCR 方法和传统培养方法。从 2003 年开始进行现场应用,成功地应用于深圳地区 100 多起食物中毒的快速诊断和肠道传染病的快速检测,如沙门菌、志贺菌、副溶血弧菌、大肠杆菌 O157:H7 等。

在多重荧光 PCR 研究的基础上,我们开始建立应用液相悬浮芯片检测多重致病菌的方法,做完发现其灵敏度并不是很高,大概是 $10^4 ~ 10^5$ cfu/mL。通过这几年的研究,我自己感觉任何技术都不可能包打天下,荧光 PCR 做到一管检测 10 个靶基因,即 10 重体系可以再提高检测通量需要技术的改进。液相芯片技术最大的一个缺点就是磁珠依赖进口,所以我也想趁这个沙龙建议,我们国家科技重大专项投了这么多钱,是否可以尝试研制我国的磁珠替代国外产品,降低检测成本。

通过这几年研究,我的个人体会是:对于已知病原体的快速筛查,开发系列多重荧光 PCR 试剂盒(5 ~ 10 种病原体/管),利用网络实验室的优势,组织多个实验室验证,进行推广使用。同时在国家参比实验室、有条件的省市级 CDC 建立液相芯片的技术平台,并进行方法的标准化。对于未知病原体的筛查,可采用传统培养技术、全基因组测序等。

关于溯源技术,昨天阚副所长讲了很多,我们实验室主要是在分子分型方法的评估、标准化和应用方面做一些工作。我们要评估一个方法必须要找一个标准方法,所以还是重点把 PFGE 方法建好,并用于暴发疫情的调查。同时我们也优化 MLVA 和采用 MLST 分析本地菌株与其他各省或国家菌株的关系。在成功应用 PFGE 进行单点暴发疫情调查的基础上,我们希望建立一个更灵敏的分子分型监测方法,用于暴发疫情的早期发现。我们建立了以医院为基础的实验室监测系统,在此基础上建立 PulseNet 监测网络(即细菌性传染病分子分型监测网络),希望把调查提前,不是出现暴发再去调查。建立的分子分型监测网络(PulseNet China)主要用于暴发疫情的追踪溯源和暴发疫情的早期发现。

应用 PFGE 进行溯源的成功案例,如 2005 年肠炎沙门菌食物中毒的溯源、金黄色葡萄球菌中毒溯源等。这些都是出现单点暴发开展的溯源,这些单点暴发都必须要拿到菌株,然后才可以确认源头。另外我们开展了副溶血弧菌 MLVA 方法的评估,因为流行病学专家经常说 PFGE 方法太慢了,通常从标本采集、菌株分离到分子分型,需要 2 周。我们希望将来溯源的模式采用以 PCR 为基础的技术进行源头的确认。我们筛选了 225 株有明确流行病学背景的副溶血弧菌菌株进行 MLVA 方法评估,我们认为 6 个位点就足以进行副溶血弧菌的 MLVA 分析。

深圳的 183 株副溶血弧菌的 MLST 分析,共有 4 个克隆群,其中 CC120 是深圳独特的克隆群。我们查了一下流行病资料,这个克隆群与食物中毒暴发是有关系的。

其实我们最想做的就是实验室早期提示暴发,当出现少数病例时展开调查,而不是出现大量病例时再去做调查。通过这个结果,可以看到每年病原的构成和阳性率趋势,所以我们希望将来做病原阳性率的基线和优势分子分型条带数的基线。腹泻检测、食物中毒应该和食品安全结合起来,所以舒所长讲为什么加拿大、美国的 PulseNet 做得那么成功,我觉得是因为他们把食源性疾病分子分型监测(PulseNet USA,PulseNet Canada)作为一个常态工作,每年投入了大量经费和人力开展此项工作,而不是单纯的科研投入,是暴发疫情早期发现和源头追踪的重要技术支持,是食品安全保障的重要工作内容。我们想做这个尝试,当然也不可能完全照搬,所以我们首选副溶血弧菌和沙门菌,准备利用 5 年的 PFGE 数据,设置移动平均线,用于副溶血弧菌和沙门菌感染的暴发疫情的早期预警。

目前关于溯源存在的问题：第一，不同病原体，其细菌基因组结构是不同的，有些细菌的分子分型技术的分辨力不足，如肠炎沙门菌的 PFGE 分辨率不够。第二，何时启动调查，如何调动流行病学专家的积极性，确认暴发和溯源，是目前的瓶颈。因为区别现在发现的成簇病例是暴发还是一个常态的基线数据，需要流行病学调查来证实分析结果，这几年我们做了一些尝试：即通过发现成簇病例，启动流行病学调查确认暴发，但是启动调查后，没有发现成簇病例之间的相关性。第三，我国未建立从农场到餐桌的食品安全溯源体系，导致溯源难。如在欧洲，每个到餐桌的鸡蛋都编了号，从哪个农场出来的，所以他们溯源就比较容易。当然还有我们自己销售的特色，就是很多食品都是在农贸市场、流动摊档购买，也增加了溯源的难度。

最后就今天的报告做一小结，第一，因为病原体的复杂多样性，所以只有结合培养技术、PCR、蛋白质组学和测序技术等多项技术，才能应对常见食源性疾病暴发和新发传染病的出现。第二，建议国家多部门合作，通过研发或引进，研制系列快速检测方法，在全国选择 10～15 家实验室进行多重荧光 PCR 方法、液相芯片方法的验证，形成 SOP 文件，在全国推广使用。其实我国的资源很多，应该在新发传染病的发现方面有所贡献。第三，不同的溯源技术解决的科学问题不同，需结合实际疫情处置和流行病学证据，进一步验证溯源技术的分辨力，形成标准化的方法。标准方法就是要很实用，只要能把一次暴发解释清楚、回答清楚就可以了。每个技术都不可能是完美的，各有互补。第四，开发适用于不同层次单位使用的检测技术和溯源技术，形成不同水平的技术平台，解决不同的传染病防控问题。希望国家级的研究机构在开发这些技术的时候，还要考虑一些实用性，有些通量高的技术在国家层面进行研究，有些技术要考虑推广。其实我们现在很多疾病监测做不起来，原因是技术方法不是很好。现在开展的疾病监测系统，最终要覆盖到医院，尽量有一些简便、简单的方法就可以了，所以这个需要我们不同的平台解决不同的问题。

我们和厦门大学李庆阁教授合作很多年了，还得到了中国 CDC 徐建国所长、阚飙副所长的大力支持。

阚 飙：

今天讲的溯源、分型、溯源其实符合 CDC 目前做的分子分型筛选网络，深圳是我们的网络当中非常重要的一个层面，其经济条件好，范围比较集中，最主要的是他们一直在积极努力思考这些问题。我们用 PulseNet 做溯源，也背负着一个压力，像昆曼大通道，穿越了原始森林，现在从昆明到景洪需要七八个小时，过去需要 3 天，给我的感觉就像做 PulseNet 一样，能够在很多问题上找到源头，但是我们感觉高速公路没有建好，还在探索。美国的同行也表达过疑问，甚至怀疑你们是不是不会做，这里面有很多原因。美国做这个网络有成功的例子，它的目标就是为了食品召回，因为它的食品工业很大，一出问题是全国范围的。但是在中国还不太一样，我们的目的当然也是为了查清暴发源，我们为什么出现三聚氰胺的问题？它具有代表性，我们的食品供应来自于农业散户，在美国是一个大农场几个人养了几百头牛，大不了全杀掉，因为已经有了比较雄厚的资金。虽然美国的 CDC 不理解，但是我们可以说明我们的养猪户是多少，跟他们是不一样的。另外，工作方式也不一样，美国 CDC 的工作就在实验室里面，周一、周二全部鼠标声，这两个人负责沙门、那两个人负责毒株等，周三的时候再发给另外的实验室，他们的调查不像我们一样派人过去，他们大多是靠电话，形成了非常好的系统。我跟他们州里的人也聊过，他们很细心地调查，病人也很配合，这在我们这里也是很难办到的事情。其实 PulseNet 要做好目前还是要依赖于菌株，要依靠长期大量的标本，我们中医讲究的是"望闻问切"，西医不一样，第一明确你感染的是什么，第二针对儿童用药体重多少用多少克，从源头来说还是要量化，但是我们缺乏了这样的文化氛围。再一个是我们的工作态度，美国人一共才几个病人，我们这里天天那么多病人，谁给你做这个检测？所以我们在做工作部署的时候也得考虑一下，我们跟深圳合作，他们做那个是非常辛苦的，从社会责任心来讲 CDC 还是具备的。只是大家对腹泻很淡漠、无所谓，流行病人也不去做检查。我认为卫生部还是要考虑中国老百姓的需求，不能 WHO 呼吁什么我们就跟着呼吁什么，要考虑中国的现状需求，当然腹泻病不会死人，不死人就很好。但是我们希望扎根于系统土壤，包括就诊习惯问题，其实我们也密切观察，随着医改、新农合报销比例不同的规范，很多病人可能流向了卫生院，不到大医院了，可能流向了社会卫生服务中心，这个标本就更难拿到了。现在大医院都很难收集到标本,1万人只有几个标本怎么去查?现在这些病人又到小医院了更难拿到了。

不管怎么样,中国CDC的人是要联系社会情况的,不会盲目地从美国CDC照搬,在信息平台建设上我们是全球第三个建立这个平台的国家,美国第一、加拿大第二,第三就是中国。我们也把中国的用户分成A、B、C三种模式,根据能力、硬件配置等分级,我们还是要做这个事。还好今年碰到一个有意思的事,一个甲鱼引起的霍乱暴发,原来说过就过去了,现在5月到9月一直调查,但是限于行业管理,到现在我们的人在湖北已经到了家门口,能分离出霍乱弧菌的甲鱼非常多,这两天知道是甲鱼的问题了,是从浙江过来的,已经到家门口这些人死活都不说,最后很多病人暴露出来,这里面有很多具体的问题。今天早晨,已经调查到家门口了,知道甲鱼是从浙江直接过来的,没有经过批发点,今天早晨动用工商、公安才问出一点情况来。我们曾经在安徽处理疫情时碰到过这样的情况,工商一出面,所有的东西都清清楚楚,这种情况工商不出面,他们什么也不说。

扈庆华:

最大的问题是需要国家行政法规强制要求才可以做,像为什么那么重视流感?国家重视、法规要求那么做。

阚 飙:

腹泻病是一个很大的系统,没有人建立。但如果流感来了,400个实验室马上就开始,一夜之间细胞培养、荧光PCR都到县一级了。

陈道利:

对流感的防控,以前从来没有这样,对腹泻是几十年如一日在做,平台很大,但就是不拨尖。

扈庆华:

我一直做细菌研究,2005年出国后,发现美国、加拿大也很重视细菌的研究和监测。腹泻病因为不死人,不会引起国家的高度重视,但和食品安全结合起来,还是很重要。你们可以站在国家层面,通过国家的政策引导一下,加强监测。如对于市级、区级 CDC,他们主要是以完成工作为主,你要他干什么就干什么,你谈科研发表文章他们就不一定有兴趣。对于各级 CDC 的大部分领导来说,主要是发现问题,解决问题最重要。在美国的医院,也不是对所有的腹泻病人都要采样的,但是所有的病人进医院后,流行病学调查数据做得很好。因此国家 PulseNet 如果要做得很好,还是要发红头文件。

杨瑞馥:

机制问题、体制问题谈不了,只能呼吁,我们主要还是集中在技术上。你提出几个非常重要的问题,一个是溯源,做溯源的目的是什么,是暴发以后再启动溯源,还是提前预警、提前检查,我觉得这个更重要,所以调查怎么确定阈值是更关键的事,这就需要配合关键人员去做大量的调查。另外,从技术上来讲,基层做病原快速鉴定和溯源需要什么样的技术? 不是技术越先进越好,只要管用就可以了。不是说 PFGE 不好,的确是能够解决问题,但是在某个场合解决问题就是好技术。这些新技术的发展需要和基层配合,目前不光是"863"计划。其他领域部署的所谓实用性新技术研究,全是大学、研究所、公司拍脑袋决定的,没有基层调查,但是他们在立项过程中也的确反映了实际。今年的重大专项中有一个新技术研究,其实做的东西全是公司的品牌,A 公司、B 公司、C 公司大家拼到一起凑数,这个数量凑出来能不能给基层解决问题,那是另外一个层面。所以国家投入了大量的经费做事情,但基层人员没有解决,这个需要对重大传染病有决策能力的人给我们多多呼吁。

基于熔解曲线分析的 MLST

◎李庆阁

我今天讲的是个技术方面的题目。这几年我们跟疾控系统一直有着很好的合作。我们发现，基层并不排斥新技术，而只是排斥那些不好用的技术，所以我们一直在努力，希望能开发一些更好用的新技术。

这里介绍的是基于熔解曲线分析的 MLST，MLST 是多位点序列分型的英文简写。不少人都用过或者听说过这个技术，但大致上来讲，我国对这个技术报道的不是太多。去年我们进行项目申请时，只查到很少几篇介绍这个方法的文献，真正用这个方法的报道更少。MLST 在国外用的比较多，它的好处是有一个标准数据库，易于比较。原理是将一些看家基因经过测序，获得等位基因型，然后合并得到序列标签类型。

这几年，出现了不用测序确定等位基因型的做法。比如，前几年报道较多的质谱法，近年有人用高分辨熔解曲线分析，也就是 HRM 法，澳大利亚一个小组发表了 3 篇文献，报告了用高分辨熔解曲线分析可以检测看家基因发生的变异。

质谱分析的做法是对扩增产物进行质谱分析，比如对 $arcC$ 这个基因，经过分析可以给出 A48 个，G28 个、C29 个、T33 个，这些就对应一个等位基因型，每个基因都分析一下，都给出一系列等位基因型，它们共同组成了一个序列标签。

近年来报道的 HRM 方法，可以在 PCR 扩增后直接对产物进行分析，HRM 一般只能分析 100～200bp 的长度。HRM 分析的结果代表一个等位基因，把不同的等位基因分析结果合并在一起，就成为一个序列标签。根据澳大利亚研究人员 2011 年发表的文章，HRM 分辨率很高，实际上与质谱分析相差无几。

现在介绍我们提出的 McMLST，也就是基于探针熔解曲线分析。这个方法要用几个探针，每一个探针会给出一个熔点值，实验室用的实时 PCR 仪器一般有 4 个通道,如果用 4 个探针就可以有 4 个熔点值。由于探针是针对变异区设计的,不同的等位基因就会给出不同的熔点,综合在一起就给出了等位基因类型,然后由等位基因型合并得到序列标签类型。我们这里是用霍乱弧菌做实验,与普通 MLST 比较,程序几乎是一样,先收集细菌,然后提取基因组,进行目的片断 PCR 扩增并进行熔解曲线分析,由等位基因型合并获得序列标签类型。可以看出,使用 McMLST 获得了普通 MLST 同样的分型结果。McMLST 的最大优势是扩增完成后,通过一部熔解分析直接获得熔点值。如果开发一个软件,能够完成从熔点到等位基因型的转换,就可以直接获得序列标签。现在虽然用手工做,但是操作还是十分方便。澳大利亚的团队开发了一个软件,可从等位基因序列中找一些 SNP 位点,这些 SNP 位点的基因型就可以代表等位基因型,这实际上就把序列分析转换成了 SNPs 的分型。

方法比较。质谱法、HRM 法和 McMLST 法。用质谱法做了 710 个序列标签,分辨率达到 99.83%;用 HRM 法做了 1444 个序列标签,分辨率达到 97.8%;我们根据筛选到的 15 个 SNPs,分析了 2248 个序列标签,分辨率达到 97.13%。可以看出最后这个结果还是令人满意的。

马学军:

McMLST 在做的时候是 4 色荧光 PCR,在检测时用熔解曲线分析,照这样理解的话,一次只能做 4 个分型,但是你可以在一个组里面做 40 个扩增片段。如果孔里面有 40 个荧光的话只能出 4 个。

李庆阁:

用 McMLST 方法,一个反应管检测一个片段,这里我们指的是 40 个 SNPs 位点。

马学军:

我也有这种想法,如果用定量 PCR 能够分型的话,后面熔解曲线只是对结果进行了证实。如果说你想做普通的熔解曲线,做普通的 PCR 不做定量 PCR,

这个时候再做熔解曲线意义就非常大了。所以你有没有考虑不用实时 PCR？也就是说一个管子里面最多只能分 4 个东西，看另外片段里面含的 SNP 差异，如果 4 个片段含 40 个 SNP 的话，用一般熔解曲线是很难分的，如果你能用这个方法，用多重 PCR 结合普通的曲线有没有可能？

李庆阁：

实际上这个技术可以检测基因组中不同的片段，这是一个连接反应，通过连接反应来识别 SNP，熔解曲线是为了给出 SNP 的基因型。如果一个通道可以检测 4 个 SNPs，那么 4 个通道就可以检测 16 个 SNPs，用比较好的仪器可能做得更多。比如仪器有可能有 5 个或 6 个通道。我们跟深圳疾控的扈主任合作的项目就是肠道细菌的检测，40 多种细菌，想用一个反应来做，现在我们已经做到能够检测 20 多个了。现在这个技术只是应用到 SNPs 上。

杨瑞馥：

这个技术是检测已知的，因为你是根据已知的来设计的。

李庆阁：

未知的 SNPs 做出来的可能会有歧义的值，这个确实是有一个问题。

景怀琦：

我们的技术主要是借助别人的方式，咱们这个技术出错的可能性是不是比较大？另外我们做 MLST，最重要的是发现新的型别，邵主任发现的那个，就是通过这个东西发现新的。如果把原来的点固化了，发现新的东西是不是要受限制？

李庆阁：

这个方法确实有这个问题。

肠道传染病病原快速鉴定与
溯源技术探索

◎夏胜利

大家上午好！很高兴能够在这个平台上与大家交流。这次我主要是结合河南省的实际工作来探索肠道传染病病原快速鉴定与溯源技术的应用前景。

一、当前传染病疫情的现状

根据河南省近年来的疫情状况并结合国内疫情情况分析，当前传染病疫情，首先是新旧传染病纵横交错。从 20 世纪 80 年代，我国的传染病是稳中有降，原因是疫苗和抗生素的广泛应用。但是进入 21 世纪以后，新发再发传染病再次流行，结核、鼠疫、霍乱等古老传染病复苏，艾滋病、埃博拉出血热、疯牛病、军团病、莱姆病等 50 余种新发传染性疾病开始流行。因此，目前传染病仍是人类的主要死因，目前的局面给传染病的预防控制工作带来了新的压力。

其次是外界环境的改变对细菌和病毒的影响。滥伐森林、土地流失、人口流动、城市拥挤、对野生动物的肆意捕杀等人类短视行为，迫使细菌和病毒因为生存的压力发生基因变异，原来不致病的病原体变异为可致病，使得疾病预防控制工作越来越艰巨。

三是滥用抗生素与抗药性菌株的流行。新旧传染病在今天流行的原因是多方面的。目前，耐药菌迅速增加，曾经很容易用抗生素治愈的一些疾病已无济于事，这均由抗生素使用管理不严所致。美国传染病专家休斯博士说，"一旦病菌产生了抗药性，那么我们就彻底回到了抗生素发现之前的年代"。

再者，滥用生物武器。美国发生"911"恐怖事件，邮件使人感染炭疽病的事例，甚至 SARS 的传闻等。如何防范以危害人群健康为目标的生物恐怖突发事件,已成为世人瞩目的焦点问题。

二、流行趋势一样很严峻

(1)流行范围广、流行无疆界。这个与我们现代化的进程是分不开的。随着国际贸易和旅游的发展,人口流动导致传染病迅速扩散。艾滋病已遍布全球190多个国家。莱姆病、军团病、消化性溃疡、肾综合征出血热等其他20种疾病全球分布,另外,全球气候变暖导致热带地区的媒介传染病在亚热带地区出现。

(2)传染性强、传播速度快。一些疾病能通过飞沫传播(马尔堡出血热、传染性非典型肺炎等);一些则通过气溶胶感染(拉萨热、肾综合征出血热、汉坦病毒肺综合征等);还有的则通过密切接触传播(埃博拉出血热、艾滋病等);O139霍乱则通过水,EHEC O104、EHEC O157通过食物传播引起暴发流行。

(3)与动物关系密切。随着人类行为的改变、社会的改变,动物源性疾病越来越凸显;马尔堡出血热、拉萨热、EHEC、莱姆病、禽流感等20种疾病与动物有关。

(4)病死率高、危害大。艾滋病已导致1300多万人死亡,埃博拉出血热、汉坦病毒肺综合征、军团病、禽流感等多种疾病的病死率很高。各种新传染病带来沉重的医疗费用负担,也造成巨大的社会经济损失。

三、传染病检测、鉴定及溯源技术

传统的鉴定技术在基层用得比较多,例如镜检、培养和生化鉴定等。就细菌学鉴定方面,生化是认祖归宗很重要的方法;另外,血清玻片凝集、乳胶凝集、噬菌体分型、试管凝集、补体结合试验等也是很有效的病原微生物鉴定技术。

景怀琦教授言简意赅地强调了生物资源的重要性。关键是如何拿到,如何采集到合格的标本。目前在基层很多经典的、传统的方法被慢慢边缘化了,越来越不被人们重视,再加上一些客观原因,比如老一代技术人员退休,新一代跟不上来,很多过去能做的现在都开展不了。生物资源的发现、采集、保存、共享均需要一系列的机构甚至政策做保障。这次沙龙上所展示的很多新技术如何能够跟实际工作相结合,将是非常大的挑战。

目前基因扩增等快速筛查检测方法,用于细菌的并不很多,应用最多、最成功的是在病毒的快速检测上，包括多重 PCR、基因芯片还有其他的分析技术。这些技术要在基层应用，还有一段的路要走，技术推广和降低成本是关键。尽管我们有快速筛查的方法，最后还是要分离到真正的病原菌。

为了能够有效提高现场检出率，我设计了肠道病原菌快速鉴定的流程图，应用该流程可从一份粪便标本中快速检测 8 个主要肠道致病菌属。其中的增菌培养、专用显色培养基、KIA、MIU 和氧化酶筛查试验，可有效甄别数十种不同菌属。专用显色培养基将是未来的一个方向，易于基层推广。现场快速生化鉴定方面 RapIDONE 系统非常实用，4 个小时内出结果，简单快捷。另外，我们设计的对常见的腹泻病毒的检验流程也非常实用，从前期采样到病毒的筛查，到后期对 5 个腹泻病毒的基因分型，很高效。利用这个框架，一旦出现疫情，走这个通道能够迅速地对传染病做出诊断。

杨瑞馥教授昨天强调，在新技术应用方面应遵照"表型为主、基因为辅"的路线，我认为非常贴切。事实上，新基因发现的资源很多，目前缺少的就是可操作性强的机制和平台。微生物的表型是很容易得到，比如生长特性、营养条件、菌落形态、生化反应和血清学变化等，对于基层简单而实用，能够解决实际问题。比如说我们发现了志贺菌福氏 4c（Fxv 变种），发现了福氏 1d，还发现了福氏 6（福氏 Z 变种）等新菌型，并在世界上首次以中国的菌种命名志贺菌，就是用传统鉴定方法体系得到的。后期通过基因组测序，又从基因层面上证实了形成表型的基因变化，加快了人们对新菌型的认识和命名。这并不代表基因组测序方法更先进，或是传统方法落后了，只是从不同层面去观察一个事物。还有如耐药表型也很重要。我在丹麦做研究时，仅根据我们分离的沙门菌株耐药基因表型差别，发现了新的 qnrD 耐药基因，并在 Gene bank 注册。事实上发现新的东西并不困难，关键是要从众多积累的信息中寻找到正在变化的表型，从中发现新的基因突变。

传染病调查中，及时发现暴发、溯源和分析扩散趋势，会有效促进防控策略的制定，并使措施更具有针对性，目前我们用得最多的溯源方法是 PFGE。PFGE 之所以在世界各地备受关注有它固有的原因，它是目前分子分型的"金标准"，能够针对整条染色体分型，敏感、特异、重复性好，且分辨率高。分型结果的积累可迅速生成一个资源数据库，如果该资源库能够实现全球共享，那么它所发挥的作用将无可替代。利用该资源库,我们可迅速对比分析出病原菌的种类和来源,可迅速做到控制传染源和切断传播途径,保护人群远离疾病。

另外,我们做了 MLST、MLSV 方面部分病原菌对比分析工作。基于序列测定技术的 MLVA 在病原微生物的分子分型和暴发溯源方面有广泛的应用前景,其方法更加灵敏、简便、快捷和准确,人为误差小,对软硬件要求低,更易实现标准化和推广普及。目前该技术为中国 CDC"PulseNet"网络实验室推广应用的第二代分子分型技术。

众所周知,世界乃至宇宙每天都在变化,世间一切事物时刻都在变异,而我们所面对的微生物世界同样在随着世界和时间的变化,迫于免疫和药物等生存的压力,也在不断选择变化以求得生存。所以,进入 21 世纪,有 50 余种新发、再发传染病再次流行。因此,加强疾病监测仍是疾控中心今后的工作重点,只有监测到位才可以实现对疫情的预警,各种前沿的溯源技术才能迅速跟进,增强我们对疫情的动态管理。一旦出现暴发苗头,可以快速溯源,快速制定相关政策和控制措施,实现人类对疾病预防控制的终极目的。

四、检测、鉴定和溯源技术评价和标准化

我相信大家所有的努力和技术的建立都是为疫情现场和疾病控制服务的,关键是如何转化成果,技术方法如何标准化。现在有很多公司研发了很多有用的方法,包括我们自己也有一些方法。问题在于如何评价它们的价值,评价它们的适用性,将来如何规范推广,推广以后如何再完善,等等,我们国家亟须这样一个监管机制。并且我相信,以建立此机制为契机,将会有很多的新发现和丰厚的回报。

小肠结肠炎耶尔森菌病原学
监测设计思路与拓展

◎王　鑫

　　病原学监测是获得细菌生物学各类特征及其分布流行规律的一种最基本、最重要的手段。我们所进行的小肠结肠炎耶尔森菌的监测与一般的细菌学监测有一些共性，同时又有它的特点。小肠结肠炎耶尔森菌感染是一种肠道传染病，同时也是人畜共患病。它在国外尤其是欧美地区被视为一种非常重要的食源性疾病，但目前在我国临床上一直没有得到很高的重视；国内除了我们实验室一直在做其相关的监测外，其他地方仅在20世纪80年代末于恩庶教授牵头进行了全国22个省的调查，但是由于当时技术条件限制，监测不能够进行得很深入，并且随着年代流转，很多分离到的菌株都已经丢失了。因此，在已知和可参考资料很少的情况下，要了解整个小肠结肠炎耶尔森菌在中国实际的流行情况，仅做一次短时间的监测调查是不能够一下子完全回答的，而是需要从我们能够知道的一些国内的情况、国外文献中已经发现的特征入手，通过一系列调查不断推进拓展逐渐完成。下面就通过小肠结肠炎耶尔森菌传播链调查为例，阐述小肠结肠炎耶尔森菌病原学监测设计思路与拓展。

　　景怀琦研究员带领我们的实验室从90年代开始进行小肠结肠炎耶尔森菌在中国流行分布的监测研究。首先是根据国外文献报道的小肠结肠炎耶尔森菌流行传播特征和国内零星报道的一些情况为依据，展开最初始的基本监测。监测设计中，地理分布上分别选择寒冷—炎热、山地—平原、城市—农村的地点开展；由于是人兽共患肠道传染病，监测对象上人、动物、食品、环境、媒介都需要涉及；并且由于小肠结肠炎耶尔森菌本身的嗜冷特征，因此病例监测需要一年四季都要开展，至少分寒冷和炎热两个时段来监测，而并不能像一般肠道传染病仅在每年 4～10 月肠道门诊期间做监测。

我们从最初始的监测中获得一些中国小肠结肠炎耶尔森菌的基础特征，如：在不同宿主中不同血清型菌株的分布、不同省份致病性菌株的分布等。而这些从基本监测中获得流行病学信息和菌株，又成为我们应用更多技术手段进行更深一步监测研究的资源。

同时，在基本监测的数据分析中，我们也发现了新特征。在不同省份致病性菌株血清型分布特点上可以观察到一个血清型转换的现象：如在宁夏 20 世纪 90 年代末的时候几乎分离到的都是 O:9 血清型菌株，O:3 型菌株很少；而随着年代推进，O:9 型菌株一年比一年少，而到了近几年几乎全部为 O:3 型菌株所代替。河南省、吉林省、江苏徐州市等地也出现了类似的现象。这种 O:3 和 O:9 血清型菌株流行转换的机制，就需要我们从监测现象中发现新问题，进行更深入的研究。为什么出现这个转换？这个问题我们实验室正在进行研究。

2004 年引入了 PFGE 分子分型技术以后，对监测中获得的全部致病性菌株进了 PFGE 分析，发现了一个重要特点：猪、犬和人分离菌株的 PFGE 带型构成相似，都是以 30021 带型为主；而羊、兔、鼠分离菌株的 PFGE 带型构成则是另一种形态，是以 30012 带型为主。为什么会出现这种现象？通过监测为我们提出了需要进一步研究的新问题，也是我们研究传播链构成的重要一环。另外一个重要发现的就是，我们把所有的菌株按照不同的省份绘制到地图上以后发现，在同样的地方病人分离菌株与动物分离菌株具有相同的 PFGE 带型，由此可以得到一个初步的推论，即人群感染菌株与当地动物分离菌株在分子水平具有非常密切的关联。我们推断这些动物可能就是当地人群感染的传染源，而传播链条是怎样形成的则需要我们进一步去研究。这样，从监测当中初步发现了一些新现象、提出新问题，同时也推动下一步的监测的进行，从而来回答这些问题。

我们也看到与当地人菌株 PFGE 带型相同最多的就是猪的菌株，而且猪也已经被证实是小肠结肠炎耶尔森菌最重要的宿主。但猪群在我国携带和感染小肠结肠炎耶尔森菌具体是什么样子的，则需要我们进一步去了解。因此，我们进一步进行了全国 11 个省份，采集猪咽拭子、肠道内容物以及粪便总数近 4500 份标本的猪群感染带菌情况的专项调查。从结果来看，整体猪群的小肠结肠炎耶尔森菌分离率都较高,但不同地区则具有非常大的差异,比如北京、黑龙江、江西都高达50%以上,而四川、云南、天津仅在5%。而我们通过对所有猪分离菌株的PFGE分析以后可以看到,总体上是以30021带型为主;而从不同地理分布上看,各个地方的菌株几乎都是具有其本身优势的PFGE优势带型;而北京则是各种带型比较混杂。我们通过流行病学调查发现,一些地方省份屠宰的猪基本都是以本地猪为主,而北京这个屠宰厂的猪来自于四面八方周围省份,最后都汇到此地。因此,推测主要是由于猪来源地点、种群的差异,导致了不同地区菌株PFGE带型的差异。同时,从不同标本分离率上看,猪咽拭子高达19.53%、猪粪便,猪回盲部肠内容物分离率分别是5.3%和7.5%。猪标本整体的高分离率与猪咽部的高携带率也再次被证实了,猪是小肠结肠炎耶尔森菌最主要的宿主和传染源。

除了猪以外,犬也是一个与人群感染具有较大关联的动物,因此,我们对中国农家犬的小肠结肠炎耶尔森菌感染和携带情况进行了专项调查。我们在江苏徐州发现了当地若干数量的猪、犬、人分离的菌株的带型是一样的,都是30021带型。并且通过流行病学调查发现,由于农家犬的生活习性特征,犬只从猪和猪圈感染了小肠结肠炎耶尔森菌,再通过与人接触传染给了人,形成了从猪再到犬再到人的传播过程。最近我们同样在徐州进行了两次农家犬的调查,对一只犬同时采咽拭子和肠道内容物,分离到的菌株绝大多数仍都是在猪和人中最常见的30021带型致病性菌株。同时也发现从犬的咽拭子和肛拭子都能分离到菌株,并且咽拭子分离率更高,说明小肠结肠炎耶尔森菌不仅可感染犬,同时已经在犬咽部定植。我们通过前后将近八年的监测调查,一方面建立了从猪到犬再到人的小肠结肠炎耶尔森菌传播链,同时由于发现菌株在犬咽部存在定植情况,说明在一定程度上农家犬也是当地小肠结肠炎耶尔森菌的一个重要宿主。

此外,羊也是国外文献诸多报道的小肠结肠炎耶尔森菌的家畜宿主之一。我们也很想搞清楚中国的羊感染或携带小肠结肠炎耶尔森菌的情况。通过2004年以来我们对卫生部重点传染病病原学监测项目的监测工作发现,羊在苏、鲁、豫、皖等地区存在一定的小肠结肠炎耶尔森菌感染率,但是远远小于猪。在以上地区,羊都是与猪、牛、鸡、鸭等其他家畜家禽混养的,有可能是通过与猪等家畜接触后感染的。为了明确了解羊本身是否携带小肠结肠炎耶尔森菌的情况，我们在宁夏进行了更深入的专项调查。众多周知，宁夏是回族自治区，羊是最主要的牲畜，我们把监测点设置在回民区，仅仅饲养羊，没有猪的养殖，也就是排除了羊从猪感染小肠结肠炎耶尔森菌的可能。在对 268 头羊的咽拭子和肛拭子的采样检测发现，全部没有分离到小肠结肠炎耶尔森菌。与在苏、鲁、豫、皖地区羊的监测对比，我们推测从羊分离到小肠结肠炎耶尔森菌有可能是通过与猪的接触得到的，如果由于饲养方式等切断了羊与猪的接触，而羊本身可能几乎不携带该菌。

通过更广泛的调查发现，鼠类携带或感染小肠结肠炎耶尔森菌也存在与羊类似的情况。在以往的调查中，我们已经发现并报道了围绕猪形成的鼠类感染小肠结肠炎耶尔森菌的"同心圆分布"现象，即农家和农家周围的鼠类通过与猪接触具有一定的小肠结肠炎耶尔森菌感染率，而随着到农田、再到山林草原，与猪的接触和通过猪感染该菌的鼠类接触越来越少，农田和山林草原中的鼠类的小肠结肠炎耶尔森菌感染率递减。而近一两年的进一步调查又发现，由于很多地方灭鼠工作做得很彻底，农家周围鼠类已非常少或几乎没有，相当于认为地把"猪—农家鼠/农家周围鼠—草原山林鼠"中间的链条切断了，草原上的鼠就感染不到小肠结肠炎耶尔森菌，这也从另一个侧面间接证实了"同心圆分布"推论，也进一步肯定了"猪—农家鼠/农家周围鼠—草原山林鼠"这一条传播链。

通过以上的各项调查，我们基本就可以得到小肠结肠炎耶尔森菌的综合传播链：猪作为该菌最主要的宿主可以直接通过粪便等途径感染人；也可能其他家禽家畜与猪接触后受到感染，人再与这些家禽接触后受到感染；或者猪感染鼠类后，再感染到人，形成了这样一个多种途径交叉的传播链条。这也是我们进行小肠结肠炎耶尔森菌监测得到的一个阶段性发现。

在监测中人群感染也是个重要问题，而我们从人群感染监测中也发现到了的新问题。首先是作为腹泻病监测调查中存在的共性问题：一般成人腹泻很少去就诊，都是自行吃一些止泻药或是抗生素，就诊人群也多是腹泻多天后仍不缓解才去医院，就诊时间晚、已经用过抗生素等问题直接影响到采样和菌株检出。因此，为了掌握腹泻感染的实际情况，我们在做整体一般人群的监测基础上，又专项开展了基层社区医院的儿童腹泻人群监测。因为儿童腹泻时，就诊很及时，并且家长一般不敢给孩子自行服药，患者依从性也比较好，而且基层社区医院能做到逢泻必检，这个一般在大型综合医院是做不到的。这也就是根据实际工作中出现的问题及时调整监测的策略和实施角度。通过对成人和儿童的调查，发现了儿童感染具有相对较高的感染那率，尤其在卫生程度较高的城市中，该菌在儿童腹泻病原中比例比农村地区高。我们在徐州首次发现了儿童小肠结肠炎耶尔森菌慢性感染的病例，这个孩子急性腹泻后，持续三个月都在粪便中能够分离到该菌，通过分子生物学技术也证实了为同一株菌的长期携带；而根据国外的报道，小肠结肠炎耶尔森菌感染后很少会出现长期携带。此后，我们在全国其他几个地方也发现了类似的问题。这个在监测中的新发现，也为我们以后的研究工作提出了新课题。

一般监测工作更多是偏重于流行病学问题的研究，如不同宿主的感染率的差异、传播链的组成等。我们在此基础上，还从科研角度出发，对不同来源菌株基因型、一些重要毒力基因的序列等进行监测，以发现科研层面上更深入的问题。目前，我们已经发现了一个具有全新 ail 基因的序列型的生物 1A 型小肠结肠炎耶尔森菌菌株。而这种发现也被国外同行研究者所认同，他们现在也参比我们监测上的新序列进行了更多的研究。

总结一下，病原学监测不是能够一步到位的，而是逐步前进完善的：我们从已经知道的流行特征着手，展开监测的初始设计，然后随着监测中不断得到一些新发现、推断出一些新特征，我们再去拓展监测的内容、开展一些更深入的专项调查，从而证实之前得出的那些推论，并站在这个层次上再提出新问题，进行更加深入的监测和研究，也就是站在新理论的高度上再度推进监测的发展，从而形成一个不断螺旋式上升的监测格局，让我们能够从最初仅发现一片树叶的变黄，而后不断拓展了解整个植被、水温、气温等各方面的变化，从而了解整个秋天的特征。

陈道利：

我问三个问题，第一个是在重大专项里面我们也做小肠结肠炎耶尔森菌的检测，从 2010 年到现在才分离出 1 株，这是我们的技术问题还是就是我们当地这种菌株少的问题？第二个问题是我们安徽小肠结肠炎耶尔森菌整体分离率低，这个是不是有地域性的问题？第三个问题是从全国来看，人的标本和其他动物标本的分离率之间有差异，不同地区的传播链是不是有差异？如果不是我的技术的问题，我下面应该怎么继续开展这项工作？

王　鑫：

从目前来看，小肠结肠炎耶尔森菌的分布具有很明确的地域性特征，比如宁夏等北方地区主要是以致病株为主，整体的菌株分离率也相对比较高；而南方包括安徽则多数以非致病株为主。以往的监测中，江苏是个最明显的例子，以徐州为代表的苏北地区以致病株为主，以南通为代表的苏南地区则以非致病株为主。安徽当地一直以来都是以非致病株为主，在 2007 年也做过专项调查，我们推测主要就是地域性差异的问题。人的标本分离率上影响因素比较多，监测点的设置、病人服药、采样等各个环节都可能造成差异。从国外报道看，整个腹泻人群的分离率在 1% 左右。我们在国内一些地区进行的监测发现，儿童人群的分离率是比较高的，从 1% ~ 10% 不等。我觉得人群感染率也是具有一定地域性差异的，从分离技术上推测，您那里也是执行我们监测统一的技术方案，方法的统一性上没有问题，具体操作上可能会有一定问题，但不是最主要的原因。建议在以后的工作中，尽量将监测采样哨点前移，放在诸如乡镇卫生院、社区医院等，能够在发病早期、没有服药时就拿到这个样本，从而提高标本的有效性。

王环宇：

这个菌也是以猪为最主要宿主的病原体，宁夏是我们国家非常特殊的地区，当时你们做调查的时候也把宁夏作为选点。刚才的鼠类感染的介绍中特别提出了从宁夏地区家鼠、野鼠分离到的菌株鼠都是 0。但是对于四川地区，则是猪特别多，后面的野鼠分离到的菌株却是 10 株，您的思考是什么样的？

王　鑫：

当时选点设在宁夏中卫市海原县，海原县为近宁夏中部地区的汉民相对较多的农区，因此当地养猪较多，农家附近是大仓鼠、小家鼠，草原上的采是黄鼠，20世纪90年代的调查显示农家鼠类通过与猪接触感染小肠结肠炎耶尔森菌，进而往外向野鼠传播。而2012年大规模灭鼠后，农家和农家中的鼠类非常少了，野鼠能够接触并感染的也都少了，所以草原上野鼠中年内都没有分离到菌株。四川监测点涉及的范围更大，野鼠主要是藏区草原上的旱獭，两地老鼠种类不同，生境也不同。

景怀琦：

当时做调查的时候，宁夏比较特殊，当地既有回民区也有汉民区，我们专门选择汉民居住来调查，有农家的鼠、田地里的鼠以及草原上的鼠，这样研究出来了致病性小肠结肠炎耶尔森菌以农家养的猪为中心，在啮齿动物中的分布呈现出同心圆分布。当时我们发表结果出来的时候，欧洲的两个科学家提出来说你们应该做更大的调查，后来去调查，但是经过了灭鼠，农家周围的鼠、田地里的鼠绝大多数被灭掉了，只能捕捉到草原的黄鼠。我们对近2000只黄鼠进行了检测，结果未分离出致病性小肠结肠炎耶尔森菌，由于灭鼠使得农家养的猪不能与草原鼠之间联系，这些都从另一个层面证实我们所提出"同心圆分布"理论的正确性。王鑫后面所讲的羊的检测结果也基本上是说明同样的概念。我们采集了回民区养殖的羊的标本，以及回民清真屠宰点的标本，均未分离出致病性的小肠结肠炎耶尔森菌，这说明羊不能成为致病性的小肠结肠炎耶尔森菌的宿主，为我们对真正宿主的探讨打下基础。

扈庆华：

从腹泻病人监测里来调查这些人是怎么感染的，你们有没有结果？

景怀琦：

最近我收到了德国人投的一个稿子，我觉得他想得很全面，他做画了一张猪和狗作为致病性小肠结肠炎耶尔森菌宿主传播给人的示意图,这和我们的研究结果非常接近。我们国家不太一样,猪肉一般都是熟透的,因为猪和犬致病性小肠结肠炎耶尔森菌的分布是在咽部,其次是在消化道。欧洲人吃的方面跟中国人不一样,病菌从餐桌上直接可以到了人,因为红红的,半生不熟就吃了,这样一来人感染的机会就会大大增加。在中国,监测体系近几年才开始建设,再加上抗菌素滥用比较常见,临床上很难与其他感染性腹泻区分,因此对该病发病率的真实情况知之甚少。欧洲人为什么把这个病的治疗看得很重视? 因为感染之后,处理不当就会引起很多严重的并发症,如强制性关节炎、红斑病等。在我们国家类似的疾病也很多,但通常都不知道什么病因,只要是闹肚子治好了,就不管那些原因了。并且我们通过初步的调查证实我国存在不少儿童感染病例。其主要原因就是对于小孩,家长都不敢轻易乱用药,小孩在医生指导下开药,这样就可以采集到用药前的标本,尤其是刚生下来的孩子吃的食物(尤其是奶),冷藏后该菌照样繁殖,这些都是我们以后在监测中应该注意到的问题。在我国江苏、四川和广西等地确诊的病例都是几个月的孩子,都符合上述观点。

军团菌病和军团菌的检测及监测

◎秦 天

我们将近期军团菌方面做的工作向大家做一个汇报。首先介绍一下生物学背景：军团菌是水源中常见的一群微生物，还可以在空调的冷却塔、循环过滤式浴槽等人工水环境中存在。可以通过利用这些水时产生的气溶胶，进入人体呼吸道，重者引起军团菌肺炎，表现为以肺部感染为主的各脏器的损害。在自热环境中可以寄生在阿米巴内，生成生物膜来保护自己。另一方面，还可以在肺泡巨噬细胞内躲避溶酶体酶的杀菌作用，在细胞内生长繁殖，还可以在上皮细胞中粘附侵袭，引起军团菌病的发生。

我们国家目前在军团菌病预防控制方面主要面临两个问题。首先，疾病负担不明。在美国和欧洲年报道的军团菌病例达上万，甚至经常出现局部的暴发；在日本也有许多军团菌病例的报道。但是在过去的 10 年间，中国几乎没有病例报道。另外，军团菌广泛存在于环境水体中，后面我会讲到，在我国外环境水体中的军团菌分离率很高。所以，怎么样制定科学的外环境军团菌监测技术与判断标准也是摆在我们面前的一个课题。围绕这两个问题，我们开展了一些工作。第一部分是肺炎病人军团菌感染的实验室监测。

2011 年开始，我们在上海的 3 家医院和北京的 2 家医院，针对重症肺炎患者开展军团菌的检测，同时采用了荧光定量 PCR 和培养两种方法。结果显示荧光定量 PCR 检测的阳性率高达 33.3%，但是培养的阳性率却很低，只有 2.2%。培养阳性率低，我们认为主要有两方面的原因：第一，临床标本中军团菌本身就很难分离，美国尿抗原诊断阳性的病人中的菌株分离率也不超过 10%；第二，我们认为可能与抗生素的使用有关系。国外采样基本都是使用抗生素之前，而国内采集的基本都是使用了抗生素之后的样本，而且有的住院病人，采集标本前已经长期大量地使用了抗生素，而军团菌对抗生素是比较敏感的。不管怎么说,核酸检测阳性率达到 33.3%,说明我国是存在军团菌病病人的。

在监测过程中,我们和 302 医院一起诊断了首例肝硬化病人并发感染军团菌的病例。他是一个长期住院的肝硬化病人,但是出现了肺炎症状,呼吸衰竭,而且通过多种抗生素治疗都无效。我们从他的肺泡盥洗液中分离到 1 株嗜肺军团菌,随后给临床医生反馈了可能是军团菌感染的意见。临床上开始对他使用针对军团菌的抗生素。开始针对军团菌的治疗后,病人肺 CT 图显示肺炎明显好转。我们做了分子分型,显示这株军团菌是一个国际上很常见的克隆,在我们国家的外环境中没有发现过该型别的菌株。

相比第一个病例而言,第二个病例的针状和诊断就比较典型。这是一个71 岁的男性,就诊于北京市人民医院。2012 年 8 月 11 日晚突发高烧,随之表现出意识不清、腹泻、狂躁等临床症状(在家休养阶段未服用抗生素);2012 年 8 月 14 日入北京人民医院呼吸科,入院时 CT 显示白肺,呼吸困难、意识严重障碍、高热。随即转入呼吸科 ICU 病房;2012 年 8 月 16 日进行了军团菌尿抗原检测,结果显示强阳性;8 月 17 日我们接收到人民医院采集的深部痰和尿标本,马上做了尿抗原检测、普通 PCR、荧光定量 PCR 和分离培养,结果均显示阳性。结果反馈以后,临床上也是开展了针对军团菌的治疗,病人病情逐渐好转。随后,我们对病人家里和医院的水样进行了军团菌检测。病人家里未检出军团菌,医院一共分到 14 株军团菌。通过 PFGE 分型,与病人菌株型别均不一样,从而排除了医源性感染和医院水体被病人菌株污染的可能性。

再简单介绍一下我们最近开展的环境水体中军团菌监测的工作。

我们采集的水样有 3 类:冷却塔水、管道水和温泉水,采自北京、上海、深圳和济南 4 个城市。用的方法包括:分离培养、普通 PCR、real - time PCR 和我们自己研发的 EMA 活菌 real - time PCR。这里简单介绍一下 EMA - real - time PCR。EMA 是一种荧光染料,它可以通过死菌细胞壁的破损部分进入死细胞内,通过光合作用切断死菌染色体的 DNA,使荧光定量 PCR 不能扩增死菌的 DNA 片段,荧光定量 PCR 的结果为活菌定量结果。我们对 EMA 的浓度、处理时间和光照时间进行了优化。随后对优化后的方法进行了重复性、对 10 倍稀释模拟样本和活/死菌混合样本检测效果的评价。结果显示针对军团菌检测有很好的检测效果。

我们同时使用 4 种方法对一共 438 份水样进行了检测。结果显示,冷却塔水、管道水和温泉水的军团菌污染率分别为 30%、20% 和 80%。而且不同方法对相同类型的标本定性检测的阳性率比较一致。

定量检测的结果显示,军团菌含量在 $10 \sim 10^4/L$。总体来说,qPCR 检出的数值最高,其次是 EMA - qPCR,培养方法检出的数值最低。这与方法的检测原理和目的物是吻合的,因为 qPCR 检测的是总的 DNA 拷贝数,EMA - qPCR 检测的是活菌的 DNA 拷贝数,培养方法检测的是可培养的细菌数。总体而言,外环境水体里军团菌污染率较高,平板计数的军团菌含量最高为 $10^3/L$ 左右。

随后,我们针对温泉水开展了一年的定期监测,选了 3 个温泉度假村,每个月采一次样。同时做了水样本的 4 个理化指标和 2 个微生物指标。结果显示,军团菌污染率与温度、pH 值相关性不显著,可能是因为温泉水的温度和 pH 值变化范围较小。军团菌污染率与余氯含量、尿素含量、细菌总数和大肠菌群数相关性显著。军团菌的含量介于每升 $10 \sim 10^4/L$ 之间,其中高于 $10^4/L$ 的样本数比例小于 5%。温泉水中军团菌的含量,夏季比较低,冬天比较高。这与其他报道的冷却塔水和管道水中的军团菌含量季节变化正好相反,有很多报道显示,在冷却塔水和管道水中,军团菌含量是夏季比较高,冬天比较低。而后我们发现,这种季节分布上的特殊性可能与客流量相关。冬季客流量较大,军团菌含量就较高。以前也有报道显示,人泡温泉、洗澡时身上产生的脏物是有利于军团菌生长的。这可能可以解释温泉水中军团菌的含量在季节分布上的这种特殊性。

我们对每个样本培养后挑取 1~5 个菌落进行血清鉴定,让我们意外的是 160 份阳性标本中有 70 份(43.8%)鉴定出不同血清群或者血清型的军团菌。一共鉴定了 268 株军团菌,其中除了 2 株是米戴克,1 株是博志曼之外,其他 265 株均是嗜肺军团菌。主要是嗜肺 1 型、2 型、3 型、5 型和 6 型。这 5 个型的菌株基本上是每个月都能分到。

我们对 228 株菌进行了 PFGE 分型,分为 62 的带型。有的型别只包含 1 株菌,最多的一个型别包含 31 株菌,这些菌分离自不同的时间地点和属于不同的血清型。为了进一步揭示温泉水中军团菌的多态性,我们把从一个水样里分离的 55 株军团菌全部做 PFGE，分为 16 个带型，其中有两个优势型别。这是首次揭示并且阐述了温泉水中军团菌菌群结构，也是首次发现在同一温泉水样中存在多种血清群/型和基因型的军团菌。

最后，我想针对我们以后开展的工作和可能面临的问题请在座的专家给我们提一些建议。第一，在中国，军团菌病虽然是非法定传染病，但是存在一定数量的军团菌感染病例。怎么样进行系统的监测，并作出科学的疾病负担估测？因为我们现在对医院的监测都是从检验科取的标本，很难得到门诊病人的标本以及标本对应的病人信息，所以在高危人群的估测、感染来源的追踪以及伴随的发病因素等方面，很难进行统计和得到客观科学的数据。第二，环境水体中军团菌污染状况检测与监测的方法以及判断标准是什么？军团菌的培养和鉴定相比其他菌来说更加困难一些，而荧光定量 PCR 的方法检测是活菌和死菌的总和，外环境水体中存在的死菌的比例是比较大的，所以用荧光定量 PCR 的方法很难进行活菌计数。我们建立的 EMA－qPCR 的方法从理论上是最简便、最科学的活菌定量方法，但是其能否被基层的 CDC 接受和使用还不知道。

阚 飙：

有这么一个现象，其实霍乱当中外环境影响因素非常突出，越乱越多反倒说明它是自然的菌群。检测病例上，我们还是要想办法使包括百日咳、军团菌在内的研究有专项经费。大家研究时选择的都是重症肺炎，但是大多数患者却都是普通肺炎。在水体当中军团菌比较高，也许临床的标本影响更大一点。

秦 天：

临床的菌株分离特别困难，抗生素的使用可能也受到影响。

阚 飙：

可以把病例再放宽一点，也许你采到 1000 个病人就有 10 株了。要了解有没有这些菌株，有没有像其他的致病因素、细胞组分等一些指标加进去，可以做致病相关的指标，另外，水体当中的阿米巴也可以作为指标。

王环宇：

最开始的片子是介绍美国有 1 万多军团菌的病例，是不是有明确的病例定义？

秦　天：

有一项实验室监测指标检测阳性就可以判定。

王环宇：

你提到一定数量的军团菌感染病例，你怎么能确定是军团菌导致的疾病？只能先确定病例，然后才能针对病例去做。

秦　天：

因为拿到病原比较困难，就是通过 PCR 方法来判断是感染阳性和还是阴性，血清学的检测在我们国家还没有展开，因为价格比较贵，在临床上都负担不了。

陈直平：

我有一个建议，国家层面上可以做这个东西，千万不要针对一种疾病的检测构建检测系统，这是很麻烦的事情。因为以前我们国家就是这样，各自构建一个系统、各自拉一支队伍，刚才秦博士做的这两个问题非常好，在医院里面的重症肺炎或者肺炎病人的检测完全可以借助现在流感检测的网络，因为全国有那么多的点，现在我国又有了重症肺炎检测，里面也有一个要求，在这个系统加上你的具体要求就可以了，像流感检测是要求门诊多少、住院多少、发热多少、普通多少，把你的具体要求加进去就可以了。另外，对病例的定义，我们国家对这个关注比较少，真实的情况是很难来评估的，如果说你没有一个很明确的或者很简易的诊断表现或者方法，将来判断起来也会很麻烦，全部的东西放在你那里做，各个地方的代表性、系统性还是有问题。我提的两个建议是否可以整合一下，不要单一来做？

景怀琦：

整合是最好的办法，谁都想去整合，但是，大家都不想承担这个劳动量。我们做腹泻检测，后来用它的标准来做儿童腹泻检测，不是说用就能用的。再有一个问题，因为军团菌感染在日本多见，日本的温泉很多，它那个里面军团菌的结构和中国的有什么不同？

秦　天：

很相似，而且它们暴发的线是 $10^5/L$，我们现在最高的是 $10^4/L$。

邵祝军：

像空调系统，现在卫生局指标，$10^3/L$、$10^5/L$，这个指标已经超了很多，国外一般不超过 $10^3/L$。

扈庆华：

关于外环境，我去过现场看过，其实冷却塔水高，跟人没有关系，它那些气溶胶不会到通风口。关于检测，如果国家想做流感检测网络，可以包括军团菌，最好是明确几家医院，能够把方法统一起来。

陈直平：

我们国家有很多传染病，但对现在真实的情况还是不清楚，这就是一个大脓包。现在广泛监测就会有多发现，很典型的比如手足口病，当时我们省就有了，但是是低水平，报了传染病监测以后就达到 10 万，导致全省传染病防控压力很大，但是其实价值有多大？

在杭州市，前年布置每个医疗机构做肠道门诊，大概做了 10 多万人群的逢泻必采，后来我们进行研究，但是其实在临床上没有多大意义。现在霍乱在全国这么大的范围内监测，是不是每个医院都要设点？是不是可以适当的收一点？因为采过来没有意义。

阙　飙：

　　我想说一下很有意思的事情，有点现场直播的感觉，咱们刚到这里的时候，湖北的霍乱正在暴发，这两天我们在开会，他们在做 PFGE，他们就在现场运行服务器，结果马上就出来了。这些菌株是与食品相关的甲鱼没有找到的，找到一些 O139。找到一些卤菜，这些菜是生的，但是到底是卤菜加工问题还是甲鱼问题，湖北没有这个数据，后来我们发现，和四川、安徽、上海以及数据库里面能够拿到的 3 株是一样的，还是要继续抓住甲鱼的问题，不一定要采样，但是要管控。现在政府把一个村子已经封起来了，这次一直都有，从 5 月份到现在一直发生。现在感染了 30 多人，分离出细菌七八株。

会议时间

2012 年 10 月 14 日下午

会议地点

金地大酒店第一会议室

主持人

阚 飙

基层 CDC 微生物实验室在传染病防治实践和科研中的作用

◎潘劲草

从 CDC 系统来看,我们的微生物实验室构架有国家、省、市和县等四级,另外还有临床医院的微生物实验室,还有现在正兴起的作为第三方检验机构的微生物实验室,这些实验室其实是构成了我们传染病防治的检验系统。从 CDC 系统微生物实验室来看,各级资源配置不是十分合理,像县级 CDC 微生物实验室的人数很少,几乎做不了什么事。在我们旁边就有很好的例子,西双版纳州 CDC 和景洪市 CDC 一墙之隔,分别是 60 多人的编制和 100 多人的编制,两家并起来可以做更好的工作。对于微生物实验室,应该弱化县级,强化省级、市级。临床医院微生物实验室也有它的问题,跟先进国家相比,总体上它的微生物检测能力非常薄弱。应该是临床医院做的一些鉴别诊断,经常会送到我们这里来做,我们的实验室承担了临床实验室的部分功能。现在第三方检验机构正在兴起,它们起的作用还需要观察和评估。如果这些检验机构的定位能合理确定、关系能理顺,对于整个国家的传染病有效防控是有非常重要意义的。

和国家级省级 CDC 实验室比较,我们市级 CDC 实验室的优势是更接近现场,还有地方政府的支持,任务相对单纯,更容易突出重点。劣势在于信息和技术、工作深度和广度、与国内单位的合作,申请项目或重点实验室的难度。

我在这里举四个我们在分子分型方面工作中比较典型的例子。第一,麻疹疫苗接种后致死亡病例的麻疹病毒分子分型:一名儿童麻疹疫苗接种后死亡,8 份组织及咽拭子均为麻疹病毒核酸阳性,扩增麻疹病毒 N 基因碳末端 450bp 的核苷酸片段并测序,结果样本序列与 3 个批次的疫苗株相应片段完全一致,均为 A 基因型;而目前浙江省及全国均流行的是 H1 基因型麻疹毒株,提示样本中的麻疹病毒属于疫苗株来源。

第二个是婴幼儿医院内获得性麻疹病毒和人偏肺病毒重叠感染。这个例子是想说明医院内感染的控制应该也是疾病预防控制很重要的一块内容，只不过 CDC 在这方面的介入太少。A 病例实际上是巨细胞病毒引起的肝炎，B 病例在就诊时出现的是发热、腹泻和斑丘疹，当时临床医生没有考虑到麻疹，就当成消化系统的疾病，两个病例同住消化科的病房。这两个病例在住院期间均出现了呼吸道感染症状，样本中均检测出麻疹病毒和偏肺病毒核酸；两个病例来源的人类偏肺病毒 N 基因序列一致性为 100%，基因进化树显示均为 B1 基因型；二者来源的麻疹病毒 N 基因序列一致性为 100%。提示病例 A 从病例 B 中获得性麻疹病毒和偏肺病毒感染。最后 B 病例出现了重度肺炎后死亡。

第三个是霍乱弧菌的例子，最近几年我们检出的 ctxA 阳性的霍乱菌株很少，但 ctxA – 并 tcpA + 基因型菌株检出较多。我们对它们做 PFGE 的检测，发现 ctxA – 并 tcpA + 基因型菌株间较为相似，可能提示这一类基因型菌株在局部流行，这一假设还需要用 MLST 甚至基因组序列分析来支持。随着时代进步对病原的认识越来越深刻，现在通过一些分子标记物的检测，可以更精细地鉴定一些流行的病原体。

第四个例子是菌株分型结果提示，O139 群霍乱弧菌菌株中的耐药基因水平转播。我们对 O139 群菌株做了核糖体基因型分型，在主要型别的菌株中发现其耐药谱千差万别，从不耐药和对少数药物耐药到对七八种药物耐药，提示其耐药性可能是耐药基因水平转移形成的。从这个线索我们后来完成了一个很好的研究项目，从 O139 群菌株中鉴定一个多重耐药的质粒，其后的基因组序列发现这个质粒的一段约 35kb 的 DNA 片段中富含了一些转座酶基因和 16 个抗生素耐药基因和环境适应基因。这些耐药基因和环境适应基因使得细菌适应一些严酷环境并生存。早上说的某地 O139 群霍乱弧菌流行与甲鱼中的 O139 群菌株有关，我认为甲鱼中的 O139 群菌株在甲鱼检出，其中一个主要原因可能就是跟耐药基因有关。养殖户在养甲鱼的时候会用一些药物，以防甲鱼得病，这样多重耐药的 O139 群菌株就会获得生存优势，使得霍乱得以传播。

总结一下我们分子分型工作的特点：一个是地域局限在杭州市的范围，二是以了解流行病原体分子特征为主要目的，三是没有形成网络，没有加入到

PulseNet China。好在浙江省 CDC 现在马上要组建二级网络,我们期待将来自用分子分型技术在预防疾病方面做出更大的贡献。

昨天大家对 PFGE 和基因组序列分析在传染病遡源中的应用作了热烈的讨论,今天两位兄弟省市 CDC 同行都提及了 PFGE 是细菌分型的金标准。那么,什么是细菌分型的"金标准"? 回答这个问题之前我们先来看两篇文章。

文章 *The origin of the Haitian cholera outbreak strain* (*New England Journal of Medicine*,2011,365:718 – 724),是对海地的霍乱菌株做了基因组序列测定,把它和东南亚菌株和南美洲的菌株进行了比较。结果,无论是从 Orthologue 基因序列、超级整合子岛和 SXT 元件的组成,还是从 ctxB 的序列来看,海地菌株和东南亚菌株相近,提示海地菌株来源于东南亚。尽管在这种情况下,应用 PFGE 等手段也可得出相同的结论,但用基因组序列分析,获得的证据更充分、更可靠。

第二篇是 *Genomic epidemiology of the Escherichia coli* O104:H4 *outbreaks in Europe*,2011(*PNAS*,2012,109:3065 – 3070),是关于产志贺毒素大肠埃希菌 O104:H4 流行菌株进行基因组序列分析的例子。这次德国的 O104:H4 流行的源头是从埃及运来的一批种子,这批种子也在法国发生了小型的暴发流行。对德国和法国的菌株做常规的分子分型(如 PFGE),菌株间无法分辨。以前的看法就是这些 O104:H4 菌株是同一来源,但他们对两国的菌株做了基因组序列分析,结果发现 4 株德国菌株只有 2 个 SNP,变异非常少;而 7 株法国菌株却有 19 个 SNP,变异相对较多。然后提出了几个假设,第一个假设,可能德国菌株的代表性不够,导致了没有检测到足够的变异;第二个假设,一批种子中,由于包装的物理隔离,分到德国的菌株间差异少,而分到法国的差异多;第三个假设,德国菌株的进化速率跟法国菌株的进化速率不一样,德国的进化慢差异就小,法国进化快就大了;第四个假设是瓶颈理论,就是说在德国可能感染一个人,这个人的菌株进一步扩散,形成的差异性就小。这篇文章最后并没有得出任何结果,只不过描述几个假设,然而从这个例子可以看到,尽管用 PFGE 不能将这些菌株分型,但是用基因组序列分析可以精细地提示菌株间的差异,从而推出一些有用的假设,将来利用这种方法有可能更精细地跟踪和分析传染病的流行。

那么,现在基因组分型的金标准到底是什么? 我个人认为 PFGE 已经过时了,基因组序列分析正在成为金标准。

景怀琦:

我也不同意把 PFGE 作为金标准,但是我也不完全赞同把测序作为金标准。我认为 PFGE 也是一项很实用、很好的技术,测序也是种更能实现一些 PF-GE 不能实现的、很好的方法。

潘劲草:

是的。PFGE 很实用、很管用,测序技术更细,两个现在都还不能叫金标准,基因组分析现也还不是,可能还是需要更多的实践。

阚 飙:

在 CDC 我们特别强调实践性和实用。不同的人在不同的目的和不同的角度上会有不同的方法。基因组的测序,第一可以找到全序列,第二可以利用这个全序列信息继续找到好的方法;从大的遗传进化的程度上也能解决一些问题。从全基因组信息看,过去印度的霍乱菌株、中国的霍乱菌株跟海地霍乱菌株非常相似。同时 PFGE 也是一样,PFGE 更实用。从这个角度来说,研究一定要做,全基因组一定要去做,并进一步发展一些新的技术。

规范化、标准化传染病病原菌检测的
初步想法

◎陈道利

我是安徽省马鞍山市 CDC 的一名实验室检测人员,感谢会务组能在这样高级别学术交流会上给我有汇报的机会。我们基层实验室在检测技术方面都是"拿来主义",如有可运用的病原菌检测新技术而且单位条件成熟时就会应用于工作中,如没有相关信息或单位条件不够,我们就会一直延续老方法,因为我们没有研究开发新技术的平台和能力。正是因为我们是"拿来主义"者之一,平日里对"如何规范化、标准化现有传染病病原检测、鉴定、溯源技术"这方面的信息比较感兴趣,也尝试着做了一些工作。我主要从事细菌学方面的检测工作,下面就以基层传染病病原菌检测方面作一肤浅表达,我今天汇报的题目是《规范化、标准化传染病病原菌检测的初步想法》,谈谈基层实验室在这方面的需求,敬请批评指正。

1. 概念

在表述这个议题前我先自学了一下两个概念,什么是规范化?什么是标准化?

"规范化"的定义是:在经济、技术和科学及管理等社会实践中,对重复性事物和概念,通过制定、发布和实施标准(规范、规程和制度等)达到统一,以获得最佳秩序和社会效益。

"标准化"的定义是:为在一定的范围内获得最佳秩序,对实际的或潜在的问题制定共同的和重复使用的规则的活动,称为标准化。它包括制定、发布及实施标准的过程。

从以上两个概念中我着重关注几个关键词或词组,结合本次议题我理解是:"传染病病原检测、鉴定、溯源技术"要达到规范化、标准化,就应该做到让不同实验室对相同病原菌的检测(包括样品采集运送、检测步骤、检测方法、培养基和试剂及其质控、设备使用与维护,甚至是实验室条件要求等),达到相对的"统一",以期获得"最佳的检测结果"。

这个应该是规范化、标准化病原检测的目标和目的。

2. 本部门现有的标准、规范及应用范围

我是做细菌检测工作的,我搜索了与疾控系统细菌学检测有关的现用的标准、规范等文件:

在细菌检测方面,对食品、水质、消毒效果监测等健康相关产品方面相对较多,有国家标准(如 GB4789)、行业标准(如水产品检测)、规范(如《消毒技术规范》等)。在传染病病原检测方面我们有一部卫生行业标准——感染性腹泻诊断标准。

还有,在国家层面上传染病有多个病种的监测方案,比如霍乱弧菌、出血性大肠杆菌 O157、小肠结肠耶尔森菌、菌痢监测等,在附件中有相应的实验室检测内容,但这些方案的内容可否作为本病原检测的标准或规范?况且,监测病种种类有限,不能满足各级实验室的要求,特别是基层的实验室。

对于我们来讲,我们基层实验室在传染病方面确实没有像国家标准权威性的检测依据,对传染病病原菌检测、鉴定、溯源技术来说,以上的标准、规范或方案要么不是很适用,要么不完善、不系统。因此,我们希望能有一个标准化、规范化的检测体系针对传染病病原菌检测来指导病原菌检测工作,特别是在传染病疫情中病原菌的检测。江西的何晓青主任主编的《卫生防疫细菌检验》,一直是我们实验室传染病病原菌检测的工具书。

另外,在食物中毒、院内感染等事件中,病原菌检测都是依据国家标准或规范中的检测方法,但针对标准、规范中没有被列出的病原菌引起疑似食物中毒等事件,如类志贺邻单胞菌等病原的检测依据是什么?

讲了这么多标准、规范,我们基层实验室存在一些困惑。

适用性:拿什么样的标准和程序来作为检测依据?

实用性:比如说我用何晓青的书作为检测依据是否可以?有些实验室认为

实用,有些实验室认为不实用。我用《卫生防疫细菌检验》作为检测依据报告是否合法?这本书是我们在传染病检测中的一本工具书,相当于我们的"字典"。如2004年分离出本地第一株志贺菌F4C,在这本书上查找型别,说暂叫F4C,所以我就写F4C,所以一直认为以这本书作为依据是很重要的。

3. 制定"规范化、标准化检测体系"的内容

前面几位老师都提到病原菌一定要分离到才是证据,如果仅仅靠快速检测仅诊断了一个病例或者一个病原,就对疫情病原菌定性还是有点虚。只有分离到了病原菌心里才踏实,这件事情才能落地。如从全国层面上编制传染病病原菌检测体系,我认为:

(1)主体形式:常规检测+快速检测。

我提出常规检测,主要是说明实验室在传染病病原菌检测中必须要分离到病原菌才有真实证据,还可为后期病原菌溯源等分子流行病学相关试验起作用。目前使用的PCR等"快速"技术,我个人认为只是为我们指明方向,最后报告还是要等到分离到病原菌才可以。当然,能精确地指明方向也是非常重要的,所以二者都应该具有。快速检测技术现在发展了,在基层我们也不能排斥先进的技术,要充分地利用先进的技术,快速检测给我们指明了明确的方向,在常规检测当中可能会使目标更明确,减少工作量。

(2)传染病病原菌检测体系从内容方面须体现以下几点:

1)传染病的临床特征和流行特点。这对流行病学调查和可能的病原分析具有一定得指导意义;

2)标本采集要求、人员防护要求。采集有质量的标本对检测病原菌的阳性率很关键,采集标本时的人员防护很重要;

3)实验室具备的相应生物安全级别。根据病原菌的生物危害级别,在相应的生物安全要求下进行检测,对检测人员、环境、社会是一种职责要求;

4)统一检测程序、统一培养基、统一试剂、推荐统一设备、统一生化鉴定方法(手工生化鉴定兼顾仪器生化鉴定)、PCR试验(普通PCR和荧光定量PCR)、药敏试验、溯源技术(如PFGE、MLST、MLVA等),这些都是病原菌鉴定、溯源的具体操作内容,必须规范起来,这样无论是实验室内部人员的比对还是

各地实验室间的比对,有据可依,提高病原菌检测质量。

4."检测体系"适用范围

这个检测体系对于传染病常规监测和疫情检测,首先要达到法律意义上的"有效依据"。我们单位也是国家实验室认可单位,但目前传染病监测并没有纳入其中,今后要扩展认可范围。同时,在传染病病原菌检测方面也需要一个系统的检测方法文件。

食物中毒(食源性疾病)国标方法没有涉及的病原菌检测可否也能适用于这个检测体系?

我的观点是:第一,在传染病疫情的病原菌检测或常规的疾病监测中就可以完全以此作为有效依据(比如:我们对霍乱弧菌检测无论是外环境检测标本还是疑似病例标本,在报告的检测依据栏写上"霍乱防治手册(第五版)");第二,为实验室申报传染病病原检测的资质认证或实验室认可提供有效文件;第三,对于食物中毒的病原菌检测,国标中存在的项目应以国标为依据,若是国标没有涉及的病原菌,可以此作为一种弥补性检测依据。

5."传染病病原检测"标准(或规范,或指南)的作用和希望

(1)两点作用:

为一线疾控传染病病原的流行病学调查方面起到指南作用;

为一线疾控实验室提供知识、技术全面的"SOP"。

打个比方:这本书就像学生手中的一本字典,基本上能对应上检验人员想要的信息。

(2)三点希望:

第一点,希望能成为基层实验室能力的发展方向。现在市级疾控的实验室硬件设备基本在逐年增加,特别是有项目的单位实验耗材基本不用愁了。因此,实验室要拓展现有能力,增加检测项目。结合本地历年来传染病流行特点、结合国内病原微生物新动态、结合国际流通可能造成的本地输入性病原微生物的危险性等,实验室确定了一些方向,但方法学是基层的"瓶颈",寻求科学、规范、可操作性强的方法对于基层来说很难,这是需要这样一个体系的重要原因之一。

第二点,希望层次要分明,重点要适合基层。这一点主要是希望这本"工具书"能达到既有"高、中、低"的检测方法,也要有"东、西、南、北、中"地域性检测需求。基层实验室肯定有些地方做这个,有些地方做那个,昨天邵主任讲百日咳检测,我们实验室在 20 世纪 80 年代做过,90 年代到现在一直没有做过,但是如果这个检测体系有了百日咳病原菌的规范检测方法,我们什么时候都可以开展。

第三点,结合流行病学,体现病原检测和"溯源"的意义。我主要是考虑两个内容,一是"前奏",也就是我们实验室如何第一时间参与到现场流行病学调查中去,这点对提高阳性率很有帮助,如果检测方向发生错误或者检测标本采集错误等因素,后面就没必要检测了;二是"尾声",即我们实验室数据如何强力支持流行病学信息,或者与流行病学信息如何的一致性。比如溯源技术的应用,对疫情分析和控制的意义和价值在这个体系中要有所表述。

王环宇:

对于最近工作中碰到的这种问题,我想请教一下,第一,我们是国家级实验室,到一些省市实验室去,他们都已经经过了质量认证认可,所出具的报告是加盖红章了,而我们这个国家级实验室是没有这个的,我们没有资格去盖章。我们出具之后有没有所谓的法律效力,美国是这样吗? WHO 所有顶级的实验室都在美国,美国做的谁敢说不承认? 我们这些国家级实验室反倒碰到一个很尴尬的境地,这是我实际工作中的感觉,我不知道怎么解决。当然现在疾控中心正在推进质量认证认可。第二,标准化,因为我们实验室是 WHO 的标准实验室,大家都是按照固定套路来做,具有很好的可比性。但是同时又提出一个另外的问题,我们总是强调来用一流的科研做一流的疾控,要是大家一样的标准,你有什么样的一流科研? 所以实验室的工作要分成两段,一段是大家共同去玩的,另外是你要有自己的,这方面应该怎么去平衡考虑?

陈道利:

你们是层次比较高的,在工作中以研究上为主,我说的是最基层的实验室,做的就是最常规的检测工作,重大专项也好、相关的病毒检测也好,我们还承担菌群检测的任务，如果有一个统一的方法，各个实验室检出率就有一个可比性。就像百日咳，很多人都没有做过，很多年以后，后来的年轻人会碰到这种问题，如果我们做了这个检测方法的规范或标准，他就可以拿着这个方法去做了。基于这样的出发点才有这样的想法。

杨瑞馥：

你们两个说得都对，因为实验室认可的目的是什么？当然是规范实验室的操作，更好地为社会服务，而且保证规范化、标准化不会出差错。但不是所有的实验室都要认证认可，我们实验室在 15 年前就通过了国家的认可，当时认可的目的就是为了规范化操作，包括我们的仪器设备，普通实验室，我们的冰箱、PCR 每个孔的温度数据每年都要交上去一次。我觉得认可不认可分两类，一类像基层实验室认可是非常必要的；另外，国家级实验室认可也有必要，但是不要僵硬化，认可的目的是为了规范实验室操作，像天平、离心机每年校准一次这是必要的，但是要做到每个报告都有依据那就不太可能了。所以不要把认证、认可僵硬化，我们实验室一直认证，到现在我们项目越来越少，因为要符合认证认可的规范，新技术写得很含糊就不行。一开始我们也抵触认证认可。

扈庆华：

我们也是希望做出很多标准方法。其实现在实验室认可，一个是质量监督的评审，一个是法规要求必须要做的，法规认可是自愿做的。现在评审还有质量管理都是引入欧盟的体系，因为他们不做这个，加上他们也做认可。其实不论是哪种体系，我们搞检测的方法很重要，但是方法里面也写得很清楚，国家标准是首选，如果没有国家标准是行标，CDC 也可以作为一个检测依据，所以这两年我觉得产品上、食品、环境规范比较多，比如说美国 FDA，还有欧盟，通过他们的认可，得到报告就可以全球通行了。但是现在我们发现，传染病这方面，很多方法确实不规范，我们也希望国家出台比较详细的文件。在突发应急的时候，很多新方法不可能搞国标，搞新标准，所以传染病方面用的很多都是行标，或者是通过实验室组织形成的一种方法，因为还有很多非标方法，非标方法也可以作为检验依据,也可以盖质量认证章或者是实验室认可章。方法方面都不冲突,特别是对病毒的研究完全可以把方法公开,告诉每个实验室怎么做。现在都是为了发文章,不怎么公开。

陈丽娟:

　　其实这个不矛盾,我记得几年前美国国家 CDC 跟我们有一个合作,就是网络实验室构建和认证认可,美国 CDC 实验室自己不被认可,但是它就是权威的机构,对下面的网络实验要求 915189 体系,在这个体系下去评审获得资助,所以有一个门槛,实验室的设备、环境、条件需要符合一定的规范。其实我们国家 CDC 不是整体去认可,比如说舒跃龙的流感检测,他的那套体系全是按照那套思路走。麻疹实验室也是,虽然我们好像还没有把关键的要素理清,但是思路就是这样,整个体系在运作当中,包括标准化、收集资料,只有这样,收集的信息才准确,而且分析起来才非常快捷,这一点都不矛盾,就希望大家在平时的工作中去关注我们。比如说仪器,我们把很多方法固定到仪器当中,比如微生物实验室里面很多的是做温箱培养,我们做了 20 多年,我们参加实验室考核的时候,做病毒时有一个特别深刻的体会,5 个标本中有 4 个阳性,因为冰箱温度高没有校准,我们换了一个系统,5 个标本里面只做出了 1 个阳性,所以这样对于我们的质量真的有很大影响。我们给政府报去的结果如果有问题,到底是方法的问题,还是人员操作熟练程度的问题? 这牵扯到政府决策,我们给政府提供的数据难道没有质量控制? 其实政府决策就是靠我们的实验室数据,所以进行标准化、规范化真的很重要,需要各个实验室慢慢去做。

阚　飙:

　　大家讨论的这个问题非常重要,大家都面临这个困惑,我觉得职能决定了工作内容和工作方式。CDC 实验室是公共卫生实验室,我们在工作当中也遇到过这样的困难,其实我们的实验室也参与过出血热的检测,我们做了一套管理体系,到现在还在做,但是不能为了认证,像几位专家说的,不能一刀切。我们认证是为了保证工作质量。另外,一说到参考的标准,为了避免混乱,一般分两类,一个是参考性标准,一个是强制性标准。参考性标准,比如说要增菌了,要增一次还是增两次会对我们工作好一些,分清哪些是参考性的、哪些是强制性的就可以了。CDC的职能就是在公共卫生遇到困难的时候要解决,平时还要开展检测,每一个病人其实都是未知病原疑难的问题。围绕这样的内容怎么做工作都是重要的,要考虑怎么把工作细分一下。这方面大家的意见还是比较一致的,不是一刀切,不是做死的。

关于病原微生物分子流行病学的几点思考

◎朱叶飞

我来自江苏省疾控中心,2006 年进入中心,当时是到急性传染病防治所实验室负责细菌方面的工作,2006 年时我就知道了 PulseNet,因为当年的 PulseNet 亚太区会议是在我们中心召开的。2008 年调到传染病重大专项执行办公室,负责中心承担的传染病防治国家科技重大专项江苏省示范区的工作,在那里我研究了四年的结核病。现在我又回到"急传所",利用这个机会,讲一些我自己的思考,理清后面的工作思路。

第一个思考:为什么我选择的题目是关于分子流行病学的。因为这次论坛的题目是围绕病原微生物分型和溯源,而在 1994 年的时候美国 CDC 实际上把这个过程就简单地定义为分子流行病学,以区别于传统的流行病学。我们中心在这方面做了一些工作和探索。期间在海南参加过全国 Pulsenet 会议,了解了很多分子分型技术,包括 PFGE,MLST 等,但是我们不能把分子流行病学就简单地理解为是一种技术。实际上,没有一种技术是绝对好的还是绝对坏的,而我个人的理解,所谓的技术是用来解决的问题、阐明你要说明的事情,如果这个目的达到就可以了。而刚才讲的国家、省、市 CDC,我个人觉得他们做的事情的定位和职能也是不一样的,所以这个过程里面可能对技术的需求也是不一样的,因为人员的层次也不一样。其实在江苏有很多典型的例子,1998 年猪链球菌病暴发时,当时有很多科学家在那里,可能因为信息的交流不是很好,尽管欧洲、加拿大有很多类似猪链球菌的研究。第二个例子是 1999 年大肠杆菌 O157 在徐州的暴发,也是折腾了非常长的过程,还有就是新布尼亚病毒,病毒病所的文章发表后,我们回溯 2006 年的样本,从中也分离到了病原。这就使我想起,要是当时我们能有这么多先进的技术,分离病原是比较容易的。所以,不同的层面可能对技术的考量是不一样的,我们不要去把它绝对化。

另外,除了技术以外,是不是可以更多地考虑在技术的下游来做一些事情,以评价遗传多样性带来的影响(如致病性、抗原多样性、抗药性等)?当然这个事情已经不言而喻,很多专家已经讲过了。

第二个思考:我从2006年到疾控中心,当时我学的并不是微生物,也并不是流行病,我当时就觉得我开始做一个事情之前会问,我做这件事情的意义是什么。毋庸置疑的是,快速溯源是为了控制暴发疫情的需要,需要在最短的时间内知道结果是什么。但是监测不一样,监测需要知道病原消长、转换的规律。我到中心后,听我们的领导不止一次讲预警和预测,预警和预测是不是可以和一种或几种具体的技术结合起来,给一个具体明确的做法,也就是说能不能有一个更好的体现?我们做了很多临床上的耐药监测,我就问了,这个耐药的监测结果有没有返回到临床上去?有没有能够真正用来指导临床?如果这个环节没有做的话,实际上就把我们的工作弱化了,意义也大打折扣。我们都知道,在结核病防治方面,中国结核病的耐药非常厉害。在中国,因为喹诺酮类等抗菌药物的滥用,结核病一旦多耐药,意味着就没治了。所以,分子流行病学对我们工作本身的意义也是值得考虑的。

第三个思考:上个月我参加了病毒病所举办的高级培训班,而前面我们刚刚召开了江苏省流感全省工作会。在做分子分型的时候,比如说MLST可以阐明一个病原微进化的过程。当时很多老师都提到病原、宿主和媒介之间的一些共同关系,很典型的例子就是流感,它不仅感染人,还有一个在家禽、家畜里面的演变过程,是在一些动物里面,然后再到人里面的,由一种轻型的,然后逐渐过渡、组合以后形成高致病性的过程,因此光做人本身病原的检测,有些时候是不够的,还需要掌握病原在家禽和家畜内的变化规律,这就需要不同部门之间的协作(如卫生部门和农林部门之间,这一直是一个瓶颈),如果有一个自上而下的机制,这个工作就会非常容易。

第四个思考:昨天杨老师第一个报告就是我的疑问里的这一部分,我为什么有这个思考呢?因为我研究的是蛋白质组,我们在学习的时候总是说从基因,然后到mRNA,最终到蛋白,蛋白跟疾病发病机理是最紧密的。因此,当时我就有这样的思考,我们是否要从基因组、蛋白质组、代谢组层面上,再加上临床和现场流行病学的信息通盘考虑病原体,以揭示其全面信息? 各位老师已经揭晓答案,这里就不赘述了。

崔志刚:

刚才前面有人提到标准和规范化,规范大家去做就可以了,这是一个好事。前几年我们要写一个规范操作手册给下面的时候,全国的数据都往我这里跑,这段时间我天天都在干。后来我们进入 PulseNet 做的第一件事就是做一个操作手册,包括数据分析也写了一个操作手册。现在每天到单位打开电脑就看传了多少数据,经过三次的培训,前面的数据处理都不需要我来做了,把这个写成操作性强的东西,实验室的人手够用了,能抽出身来去发挥国家 CDC 的作用,再去研究新的方法,按照这个套路再做下去,又会做得很好。

阚 飙:

我们在思考,国家 CDC 所承担的国家水平任务,到底能不能发挥国家水平,因为早期的人才选择不是从各个 CDC 优选出来的,所以这些人能否达到国家级 CDC 的水平是值得考虑的。所以,我觉得国家 CDC 的作用是协调各地CDC 的工作,大家一起来协商。第二,国家 CDC 要什么? 要的是全国的数据,在这一点上不能因为个人想表述什么东西,耽误了国家的工作。拿着深圳的数据,告诉他们深圳发生了什么事情,这样来协调可能会更好。第三,国家 CDC还是要有一定的水平和层次,要有很好的组织理念、发展方向,通过协调的工作,把大家组织起来。再一个必须要高技术,因为很多东西都是去中间处理,能不能在中国找到 O104,怎么协调这个工作,让各个地方发现 O104,这是我们需要思考的问题。另外,利用与国际上美国 CDC、WHO、欧盟、日本的交流,来促进我们的工作。

朱叶飞:

我在学习结核病当中的一点感想,国家 CDC 可以更多地在技术层面上再上一个台阶,上升到对全国疾病控制战略的考虑,这非常重要。虽然中国在结核病的防控上面做得不是非常好,但是他们至少知道现在结核病的负担是什么样的水平,采取了哪些方法措施。如果国家 CDC 不到这个层次,对全国没有战略考量,只停留在技术层面,而技术仅仅是一个手段,而且只是解决问题的一个环节而已,是不够的。

阚 飙:

我想讲两个方面,第一我们能不能拿到真实的数据,因为要做评估、做效果评价;另一个,考虑政府的问题,里面也有政治因素。

马学军:

我同意阚所长的关系,职能上是指导全国疾控中心的建设,但是我们并不是优中选优,起点也未必有多高,既然是职能,尽量要做到这一点,应该在这个层面当中给大家提供一个帮助,但是这个东西好不好,得经过各个 CDC 的评估和考验,最好能够形成标准、规范化。

怎么才能够让技术和项目解决很多问题呢?就是合作机制,杨老师开了个好头,和各位同行交流的比较多,而且解决一些问题,所以在这个地方我表个态,如果需要跟各位兄弟单位合作,做法跟杨老师的一样。

杨瑞馥:

作为 CDC 之外的人发表一点看法。虽然我在 CDC 之外,但是对于 CDC 有深厚的感情,因为没有 CDC 就没有国家疾控,没有国家疾控就没有我们单位。大家都有一个愿望就是要把这个做好,就是尽快建立病人溯源,第一是技术平台,选什么平台,像 PulseNet China 这个平台也做得非常好了,现在实际工作中发挥着重要的作用。也不能说有新技术就说这个平台不好了,技术没有好坏之分,只有能不能解决问题的区别,所以我觉得关键是技术平台。以 PFGE 为例,我们现在致力于搭建,这是非常好的起点,但是这不是绝对化,我们不是说一定要推广到退休,所以我们要看到新技术的苗头,就是新技术带来的机遇。沙龙讨论很重要的一点就是让我们发现机遇、发现挑战，所以看到新技术的契机就是如何组织好、如何做好，组织好和做好最根本的一点就是资源，这方面 CDC 系统拥有绝对的优势，可以组织从国家 CDC 到各个地方 CDC 菌株的资源共享，如何共享？取决于机制，这个机制是由人定的，关键还在于咱们的意识，是如何确立一个跳开个人小团体的思维模式，真正站在国家的层面上，站在民族的利益上去考虑的问题。如果真的有这个问题，某个单位去买能买到，但是要做强，必须靠全国的同行一起来协作。从我们国家这么多年的发展来看，越来越多的科学家跳出这个小圈子。因为有了正确思维，我们能定一个很好的机制，让各个合作者能够体会到合作了就会有好处，让参与者有好处、参与单位都有好处，这样事情就好办了。

我们要把这个关系转一下，转到技术、资源、合作上，更重要的是筹划将来的活动、将来的合作，做一些更好的事情。我们继续沙龙的形式，以后还可以讨论更具体的问题，发言再少一些，讨论问题更充分一些，开一次会能解决问题。

阚飙：

为什么这几天总是提 PulseNet？因为监测和溯源就是 PulseNet 现在做的事情，PulseNet 是一种工作模式，而且 PulseNet 正在积极寻求新的技术，从技术来讲，大家可以讨论，除了 PFGE 之外，是否还有更具有实践性的目标，可以更加快和灵敏地处理这方面的问题。

扈庆华：

能不能尝试以肠炎先作基因组测序为例子，看能不能替代 PFGE？因为对肠炎，国外认为 PFGE 够灵敏。

他们认为肠炎当中的 PFGE 分辨力不够，把它存储在一起，将这些加入调查就会增大工作量。所以他们选择二代、三代测序技术。

崔志刚：

以前我也接触过生物信息，新技术肯定要发展。这里提到新技术方向的问题,不是说我接触得多就觉得特别好,我觉得发展方向就是这个,怎么样应用还是要根据病原做区别。我们做溯源的时候是不是可以考虑做加法来溯源?单靠一个可能也不行,以前的方法也不能抛弃,未来发展方向可能还得研究。未来有了新的技术,不是说替代什么,而是在现有技术的基础上,使病原的快速鉴定和溯源更丰满、更丰富。快速鉴定应该是难以培养的才考虑快速鉴定,然后用新技术来解决传统技术中的问题。

杨瑞馥:

分两个,一个是常规的,比如基层实验室都具备鉴定常规检测的能力,快速鉴定主要是针对新发、突发,有些带有未知色彩。

夏胜利:

这两天听了各位专家的发言,收获很大。处于基层,我们来到这里更多地是想学习一下比较新的技术,还有一个很大的愿望,我觉得传染病没有计划,目前基层传染病防治的状况没有一个评价机构,对方法也没有评价机构。现在说高端,但其实最基础的很多东西都没有定下来,比如说 MLSE,我们做药敏做得很少,但是在我们国家谁来评价 MLSE?临床上谁来定?现在用的方法还是 20世纪 50 年代、60 年代的方法,还比较混乱,这项工作还做不到,还有很多传统的方法马上都要丢失了,因为专门人才青黄不接,不懂不会,就是传统的东西都搞不过来,在这一方面一定要有"本",上面的枝叶才能繁茂。所以我想,国家应该有一个权威性的机构对国内现有的方法评价一下。现在是八仙过海各显其能,没有人界定这个方法究竟怎么样、好不好。对于方法的应用,要有权威的、通盘考虑,不断巩固和完善一批方法推广下去,让大家有一个好的基础,在这个好的基础上才会慢慢发展。其实这个过程中,会发现很多解决问题的方法,包括溯源。

阚 飙:

这两天的讨论每次都是很长时间,大家都积极参与,我认为每个人都得到了一些新鲜的感觉,还有一些思考和一些没有解决的问题。按照日程,请杨瑞馥教授做会议总结。

杨瑞馥:

通过这两天的会议,大家收获比较大,至少我觉得很多新的东西从思想上也受到很多新的启发,对大家的到来表示感谢,我们来自十几个单位,一共18个报告,进行思想的碰撞,我相信大家的收获一定很大。

这两天讨论中集中在几点:第一是技术,用什么样的技术去鉴定,技术标准化程度怎么样,如何标准化,如何让基层人员去操作、去用;第二是资源怎么收集、保存、共享,因为没有资源这些技术也没有用武之地,所以必须要有很好的资源;第三,合作的模式和方式,没有一个很好的合作机制,也不可能有很好的结果出来。

在这三个方面上,这次会议上达成了一定的共识,大家有了一定的认识。技术方法没有好方法,就是需要实用,机制方面我们更需要的是实现双赢。我们国家传染病的资源还是比较丰富的,仅就鼠疫而言我们国家"地大菌博",细菌种类太多了,所以可以去研究这些东西,如何充分利用好,这是进一步思考的问题。当然是不是测序等等类似的需求都有很多,因为每种细菌都有其特征,并不是一个技术就适合所有的细菌,所以这一点要区分对待。

专家简介

陈道利

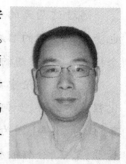

马鞍山市卫生局学术和技术带头人。现任安徽省马鞍山市疾病预防控制中心检验科副科长(负责微生物检验)。近5年主持或参与的主要研究工作:主持市卫生局科技项目资金资助"马鞍山市志贺菌福氏4c(F4c)亚型分子流行病学研究";参与市科技局立项项目"马鞍山市戊型肝炎病毒血清分型和分子流行病学研究";参与"艾滋病和病毒性肝炎等重大传染病防治"科技重大专项中子课题"细菌性传染病病原谱流行规律及变异研究"。2001年以来共发表论文27篇,以第一作者发表论文9篇。曾获马鞍山市政府科技进步奖三等奖2项,市卫生局科技进步奖一等奖2项、二等奖2项、三等奖3项;省级成果3项。

陈丽娟

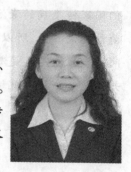

主任检验师。现任北京市疾病预防控制中心传染病、地方病控制所副所长,中心生物安全专家委员会主任委员。在北京市疾病预防控制中心(原北京市卫生防疫站)从事传染病监测、诊断及其相关病原学、免疫学和分子生物学技术研究及应用20余年。

陈直平

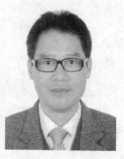

主任医师。现任浙江省疾病预防控制中心副主任。先后参加了"浙江省流脑流行规律研究"、"浙江省霍乱流行规律和危险因素研究"、"浙江省伤寒副伤寒多因素调查研究""浙江省SARS流行病学分析和控制对策研究"、"浙江省鼠及主要鼠传疾病综合监测试点研究"、"手足口病早期诊治和防控技术研究"、"流动儿童计划免疫服务模式研究"等多项国际和国内合作项目。近年来,主编出版了《免疫规划与预防接种》《艾滋病实验室检验与检测》《疾控机构流感大流行应急处置操作手册》《应对流感大流行演练指导手册》;还担任了《城乡社区疾病预防控制工作手册》《实用传染病防治》副主编,主审了《社区预防接种实用手册》等出版物。

程锦泉

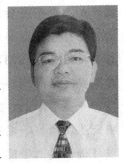

博士,主任医师,深圳市政府特殊津贴专家。现任深圳市疾病预防控制中心主任,华中科技大学和南方医科大学博士生导师。先后主持和参与国家自然科学基金课题4项,参与国家七五攻关课题1项,参与国家十一五重大科技专项2项,"863"课题1项。主持广东省卫生厅课题1项,深圳市卫生科技重大项目和一般项目6项,参与世界卫生组织、中国欧盟,中英、全球基金项目多项。先后发表学术论文80多篇(SCI收录的国际学术刊物发表论著12篇)。分别荣获中华医学科技进步奖1项和中华预防医学科技进步奖三等奖2项,广东省科技进步奖三等奖2项,深圳市科技创新奖4项,深圳市科技进步奖二等奖和三等奖各式各1项。

崔志刚

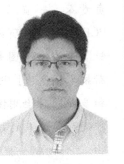

公共卫生硕士,助理研究员。现任中国疾病预防控制中心传染病预防控制所PulseNet China室副主任。主要从事传染病预防控制相关工作和研究,包括现场疫情处理、传染病监测信息管理、生物信息学研究尤其是传染病实验室监测信息化研究。攻读硕士期间完成"传染病实验室分子分型监测数据传输和分析系统的设计与实现"课题研究。近年来,进行GSS国际合作项目监测数据分析工作,参加完成"九五"攻关、"十五"攻关和"863"项目各1项,参与多次传染病疫情防控工作，在 *J Clin Microbiol*，*BMC Microbiology* 和《疾病监测》等国内外杂志以第一作者或同等第一作者发表有关研究论文 5 篇，参与编写专著 2 部。

扈庆华

硕士生导师，享受深圳市政府特殊津贴专家。现任中国微生物学会分析微生物专业委员会委员、中华医学会公共卫生学分会青年委员会委员等职。一直从事细菌性传染病和食品安全关键技术的研究工作。以细菌的快速诊断、细菌的分子分型和致病菌的发病机制为主要研究方向。先后主持或参与"973"计划项目"艾滋病和病毒性肝炎等重大传染病防治""十一五"、"十二五"课题、国家自然科学基金、"十五"科技攻关项目、中国工程院咨询课题、广东省自然科学基金、深圳市重大基础项目等国家、省、市级课题 20 余项；获中华医学科技奖二等奖、广东省科技进步奖三等奖、深圳市科技创新奖等 8 项科技奖励。应邀学术报告十余次。有 1 项技术转让，2 个生产文号，4 项中国国家发明专利。在国内外核心期刊发表 70 余篇论文。参与 2 部著作的编写。

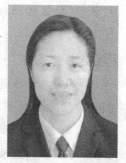

李庆阁

博士。现任厦门大学生命科学学院生物医学系教授，分子诊断方向博士生导师，分子诊断教育部工程研究中心负责人。一直从事分子诊断技术研究，尤其专注于实时 PCR 创新技术研究，提出核酸置换杂交原理，发明"置换探针"，并在多个国家获得专利授权。提出新型探针熔解曲线新技术，在实时 PCR 技术基础上建立通用的突变检测技术和多靶同时检测技术，上述创新技术已经用于多种遗传病、肿瘤和传染病的分子诊断，部分实现了产品转化。此外，发明了荧光纳米标记物，已作为新一代免疫分析标记物质投入使用。

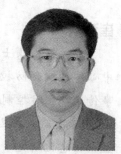

梁未丽

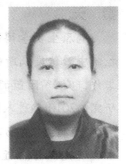

　　博士,研究员,硕士生导师。现任中国CDC传染病预防控制所腹泻病室副主任。研究方向:霍乱弧菌密度感应系统和致病性调控机制研究;霍乱弧菌、河弧菌等致病性弧菌的分子流行病学研究。承担和参与"十一五"重大专项和国家自然科学基金课题。

马学军

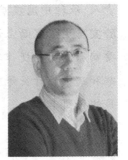

　　博士,研究员。现任中国疾病预防控制中心病毒病预防控制所中心实验室主任。主译《精编分子生物学实验指南》(第4版)。主要从事病毒生物技术平台的建立和应用工作。

潘劲草

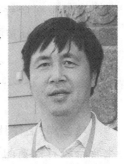

　　博士,主任技师。现任浙江省预防医学会卫生检验分会和浙江省医学会医学微生物学和免疫学分会的副主任委员。长期在基层疾病预防控制中心从微生物检验工作。主持负责国家自然科学基金、浙江省自然科学基金、杭州市科技局的科研项目多项,曾获浙江省、杭州市科技进步奖多项。负责完成的"多重耐药O139群霍乱弧菌形成的新分子机制研究"在O139霍乱弧菌中鉴定了一种负责多重耐药的接合性质粒。论文发表于微生物专业国际一流杂志上,已被引用30次。有关志贺菌可移动遗传元件与耐药性关系的论文在国际抗生素专业一流杂志上发表,并被引用37次。

秦 天

病原生物学博士,副研究员。现任职于中国疾病预防
控制中心传染病所呼吸道传染病室。一直从事军团菌相关
工作,包括军团菌的检测方法、致病机制以及环境生态学的
研究。2010年进入中国疾病预防控制中心工作以来,主要
承担军团菌病的防控、军团菌的致病机制以及现场检测技
术的研究工作。近年来,作为第一作者发表的SCI论文近
20篇,关于军团菌研究方面的论文10篇。目前作为课题负
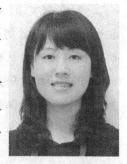
责人,承担中国疾病预防控制中心青年基金项目、传染病预防控制国家重点实
验室自主研究面上课题以及国家自然基金等项目。参与了"973"计划项目"重
要病原体变异规律与致病机制研究",以及"十一五"国家科技重大专项"艾滋
病和病毒性肝炎等重大传染病防治"分课题、"病原体变异分析技术研究"等项
目的科研工作。

邵祝军

研究员,博士生导师。现任中国疾病预防控制中心传
染病预防控制所呼吸道传染病室主任,主要从事细菌性呼
吸道传染病及细菌性疫苗可预防疾病的预防控制工作。
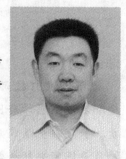

石晓路

硕士,副主任技师。现任深圳市疾病预防控制中心微
生物检验科细菌组组长,副主任技师。近年主持广东省医
学科研基金和深圳市科技计划项目3项,参与国家重大科
技专项3项、国家自然科学基金项目2项。曾获省、市级
科技成果奖2项,国家发明专利3项,实用新型发明专利
1项。
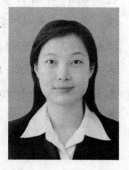

舒跃龙

博士,研究员,新世纪百千万人才工程国家级人选。现任中国疾病预防控制中心病毒病预防控制所副所长,世界卫生组织全球流感参比和研究合作中心主任,中国国家流感中心主任。主要负责全国流感监测网络的建设与管理,同时开展流感/禽流感病毒相关分子病毒学、致病机制以及新型疫苗和检测方法等研究。自 2003 年以来,在国内外学术期刊 *NEJM* 和 *Lancet* 等上共发表学术论文 80 余篇,包括

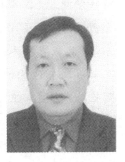

SCI 论文 30 余篇(总影响因子 >200)。主持国际国内科研课题十余项,曾获得国家科技进步奖二等奖、中华预防医学会科学技术奖二等奖、中华预防医学会科学技术奖三等奖、卫生部科技进步奖一等奖、中华预防医学科学技术奖一等奖、北京市科学技术奖一等奖各 1 项,第十一届中国青年科技奖。

王环宇

博士,副研究员。现任职于中国疾病预防控制中心病毒病预防控制所病毒性脑炎室。从事乙型脑炎病毒预防控制工作。主要研究方向是以乙型脑炎、蜱传脑炎、西尼罗脑炎为主的病毒性脑炎及相关疾病的病原学、流行病学、免疫学、细胞生物学、分子生物学、致病机理及相应的诊断等方面。作

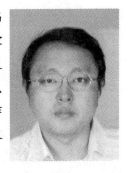

为课题(分课题)负责人,承担国家自然科学基金和国家科技重大专项等课题。共发表学术论文 79 篇(SCI 25 篇)。

夏胜利

技师。现任河南省疾病预防控制中心传染病所实验室主任。主要分管霍乱、痢疾、伤寒、O157:H7 感染性腹泻、病毒性腹泻等肠道染病的应急处置及病原学研究。目前承担国家"十二五"科技重大专项课题研究项目 2 项、河南省医学科技攻关计划项目 2 项、国家重点实验室开放课题 1 项、

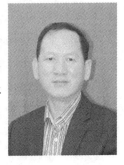

中美新发再发传染病合作项目（EID）1项。参加了国家《细菌性痢疾和阿米巴痢疾诊断》;《伤寒、副伤寒防治手册》;"全国细菌性痢疾监测方案";《痢疾防治手册》;《伤寒参比实验室质量手册》和《伤寒应急技术标准、现场处置规范》;国家《霍乱应急技术标准、现场处置规范》和《霍乱病原诊断标准》;"克-雅病诊断标准及处理原则"卫生行业标准;"公共场所从业人员健康检查沙门菌、志贺菌检验"等国家卫生行业标准、防治手册、处置规范的编写和制定。共发表专业论文60余篇（核心期刊40余篇,SCI收录9篇）;专业著作4部。曾获卫生部科技进步成果奖二等奖4项、三等奖2项、河南省科技进步奖二等奖2项、三等奖1项和河南省医药卫生科技进步成果奖4项;获国家技术专利2项。

杨瑞馥

博士,研究员,教授,国家自然科学基金杰出青年基金获得者。"973"计划首席科学家。现任职于军事医学科学院。主要从事鼠疫菌基因组学、进化与致病机制的研究。在 *New England Journal of Medicine*,*Nature Genetics* 等杂志发表学术 SCI 论文 150 余篇。

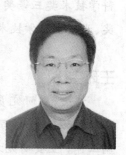

袁政安

主任医师。现任上海市疾病预防控制中心副主任,分管中心传染病防治、突发公共卫生事件应急处置等工作。参与组织了上海市的传染病防治工作,如 SARS、人禽流感等重大疾病的防治,在传染病监测、流行病学调查和突发公共卫生事件的处置上有丰富的经验。同时还承担了多项国家和上海市的课题研究,牵头国家"十一五"和"十二五"传染病科技重大专项研究,涉及传染病预警预测方法、城市外来人口传染病防治管理、结核病防治管理等,发表多篇论文,曾获中华预防医学会科学技术奖二等奖和上海市科技进步奖二等奖。获得国务院专家特殊津贴。

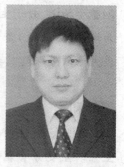

张晓光

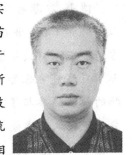

中国疾病预防控制中心病毒病预防控制所曾毅院士实验室副研究员。主要从事诊断新技术研究和新型载体疫苗的研究。先后承担多项国家及地区课题,包括:承担"基于分子马达生物传感器的 HIV‐1 p24 定量试剂的研究"(新型艾滋病诊断技术及试剂的研究);国家"十一五"重点科技支撑计划课题:子课题禽流感现场诊断技术的研究(人禽流感阻断技术研究);"973"计划"禽流感主结构蛋白与宿主相互作用研究"(人禽流感病毒高致病性的分子机理及疾病进程的研究子课题);参与北京市课题"新型艾滋病毒载量测定试剂盒的研制",主要负责 HIV 诊断抗原的表达纯化工作。科研成果:2008 年研制国内第一个 HIV‐1 尿液诊断试剂盒;构建人高致病性禽流感腺病毒载体和腺病毒伴随病毒载体疫苗,完成两种疫苗的免疫原性研究;建立基于反向点杂交技术的流感分型诊断试剂;建立基于反向点杂交 HPV 分型诊断试剂;建立 EBV、HIV1/2 实时荧光定量 PCR 诊断方法。2009 年获梧州市科学技术进步奖一等奖。

周海健

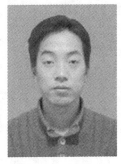

助理研究员。现任职于中国疾病预防控制中心传染病预防控制所。目前主要从事脑膜炎奈瑟菌、军团菌、霍乱弧菌等病原细菌分子分型、分子流行病学和分子遗传学研究工作,以及流脑的疾病预防控制工作。主持国家自然科学基金 1 项,参与"973"项目、"传染病重大专项"、"传染病预防控制国家重点实验室面上项目"等多项科研项目和课题。近 4 年在 *Applied and Environmental Microbiology*, *PLoS One*, *BMC Microbiology*, *Emerging Infectious Diseases* 等杂志上发表论文 13 篇。

朱叶飞

博士,江苏省医学重点人才,江苏省第四期"333 高层次
人才培养工程"培养对象。研究领域涉及病原微生物快速
诊断、耐药机理、分子流行病学和传染病防治策略。主持江
苏省自然科学基金项目"人感染猪链球菌病新的生物标志
物的筛选",参与了"863"计划"肠出血性大肠杆菌 O157:H7
分子进化及其感染暴发预警信号的研究"、江苏省突发公共
卫生事件应急处置创新平台、国家"十一五"、"十二五"计划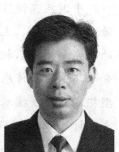
"艾滋病和病毒性肝炎等重大传染病防治"科技重大专项"江苏省防治艾滋病、
病毒性肝炎和结核病等重大传染病规模化现场流行病学和干预研究"等研究。

追寻病毒的"行凶轨迹"

潘 希

　　面对突如其来的传染病,对病毒的准确溯源,可以让医生迅速了解致病特征并合理选择药物。然而,菌株资源共享不畅,使得"我国的传染病病原快速鉴定与发达国家相比,还有很大的差距"。

　　一份世界卫生组织上月底收到的报告显示,一名卡塔尔男子被证实感染一种新型冠状病毒。而约三个月前,一种从一名沙特死亡患者的肺部组织中检测到的病毒,与前者基因排序相似度为99.5%。经查实,事发前身体健康的卡塔尔男子,曾去沙特阿拉伯旅游。

　　尽管此次新型冠状病毒从何而来,人们还不得而知,但"对传染病病毒的准确溯源,可以让医生迅速了解致病特征并合理选择药物。"在10月13日举行的中国科协第64期"新观点新学说"学术沙龙上,军事医学科学院微生物流行病所研究员杨瑞馥如是说。

　　肆意"行凶"且"变化多端"的传染病病毒,总让人猝不及防。2003年的SARS让世界惊恐,600多年前的一场鼠疫导致罗马帝国的灭亡。

　　"面对新发、突发传染病,只有知道病毒源头在哪里,才能切断它的传播路径并迅速进行传染病控制。"杨瑞馥说。

　　2009年,我国青海暴发的一次肺鼠疫,导致当地一个小镇紧急封城。"经研究分析,科学家认为,这次暴发是由一只牧羊犬导致的。"杨瑞馥说,科学证据显示,狗同样可以把肺鼠疫传播给人类,这一点让肺鼠疫的监测和防治有了更多依据。

在中国疾控中心国家流感中心主任舒跃龙看来，由于新发传染病中30%的病毒都源自动物，因此，"实现动物检测和人类检测相结合，比单纯分析人类病毒更为重要"。

杨瑞馥说："现在的病原鉴定技术，不仅可以追溯正在发生的感染，还可以回溯历史上的感染。"

为了确定罗马帝国的灭亡到底是由鼠疫还是霍乱引起的，科学家把600多年前的人类尸体挖掘出来，对其牙髓里的鼠疫菌株进行全基因组测序。结果证明，那次浩劫是由鼠疫导致的。

虽然迄今为止，科学家还不清楚SARS到底从哪里来？为何如今不再"现身"？但"蝙蝠也好，果子狸也好，也许都不是SARS冠状病毒的最终宿主。现在还很难回答它到底是人为还是自然发生的，所以，还需要继续研究其传播途径"。舒跃龙表示，这是一个相当大的挑战。

舒跃龙认为，无论技术还是投入，我国的传染病病原快速鉴定与发达国家相比，还有很大的差距。

中国疾控中心传染病预防控制所研究员景怀琦认为，对传染病控制来说，资源相当重要。

然而，虽然我国从上世纪60年代就开始保存菌株，但使用这么多年，科学家们却发现能用的菌株很少。

究其原因，"目前，我国的资源共享做得并不好，许多资源往往是某个单位私有的。"景怀琦说，只有好的资源才能保证对新发、突发传染病病毒进行溯源。

2011年，德国发生大肠杆菌疫情。其从原始暴发到处置结束大概花费三个月的时间。"疫情暴发之后，我们很快收到了德国寄来的病毒DNA标本。在用测序技术获得了原始数据之后，我们将其直接公布到了网上。"杨瑞馥说，他们自己还没有分析，就提供给全球科学家下载。

一个月之后，这项数据被下载14894次，杨瑞馥和研究组也获得了多个国家的分析报告60多份。他们在综合全球分析结果的基础上，最终获得了结论。"这些科学家很多都没见过面，但这个案例告诉我们，疫情需要大家共同来控制。"

事实上,我国的病毒资源非但不少,相对于发达国家来说,反而很丰富。"美国的传染病研究做得很好,很多时候他们却是在拿我们中国的菌株做检测。"

"应该尽快挖掘新的东西,否则放到冰箱里面永远是落后的。"景怀琦直言,有些单位,研究人员退休了,资源也随之退休了。"这在我国是很突出的问题。"

《中国科学报》(2012 年 10 月 17 日)

基因告诉你，瘟疫来自哪里

高，博

上个月底世界卫生组织发出全球警告：一位卡塔尔人感染了新的冠状病毒。由于感冒和 SARS 病原都属于冠状病毒的家族，这个消息让各国感到紧张。

英国研究者从患者身上取出病毒，对比今年较早前一位沙特阿拉伯死者体内的病毒：两者有 99.5% 相似。研究者由此猜测，患者是在沙特感染。的确，这位卡塔尔人几个月前去沙特旅游过。

"现在的高通量核酸测序技术，能以非常低的价格大量测定基因组。这就给传染病研究者提供了机会。"在 10 月 13 日召开的中国科协"新观点、新学说"学术沙龙上，军事医学科学院研究员杨瑞馥说，"面临新发、突发传染病。只要准确溯源，就可以切断传染病的源头。"

科学家溯源，靠的是比对各病原样本的 DNA：就像子女跟父母略有不同，病原在进化中会增加变异。两个样本的变异特征越相近，就说明亲缘越近。

"2009 年青海有一次肺鼠疫的暴发。我们经过全基因组序列的分析，得出结论：这次暴发是由一只牧羊犬导致的。"杨瑞馥说，"这就给出直接的证据：狗同样可以把鼠疫传播给人。"

杨瑞馥介绍说，2010 年海地地震后的霍乱，造成 17 万人感染，3000 多人死亡。当时媒体猜测，病原是由美军救援人员从尼泊尔带到海地的。通过全基因组序列鉴定，发现尼泊尔的菌株和海地的菌株差异非常小。由此断定：海地的霍乱源自尼泊尔，不论是否是美军带去的。

还有一个例子：美国一位传染病实验室人员感染鼠疫后很快死亡。大家猜测，实验室的弱毒菌株类似于疫苗，不应该是致病原因。但通过测序鉴定，死者的菌株与实验室的菌株100%一样,说明实验室的弱毒株的确感染了人类。后来解剖学发现,死者患有罕见的高铁血症,这是弱病毒可以繁殖的特殊原因。

如果不同时期不同地点的病原样本很多,能根据变异特征尽量描绘出其进化树,就可以推断传染病起于何方、何时。

历史上影响最大的瘟疫——十四世纪造成欧洲三分之一人口死亡的"黑死病",一般被认为是鼠疫。但也有科学家认为是霍乱,也有别的猜测。前几年,研究人员从病死者的牙髓里捕捉了DNA,通过全基因组测序证明病原是鼠疫。

杨瑞馥的实验室分析了全球各种鼠疫样本的DNA,发现鼠疫在暴发中,有一个突变加速的过程;高峰过去后,新变异出现的速度就很慢。这可以解释为什么传染病高峰期会出现各种难判定的症状。

在13日的科协学术沙龙上,中国疾控中心国家流感中心主任舒跃龙发言介绍说,新发传染病中70%来自人,30%来自动物,因此溯源要结合动物检测和人类检测。他介绍说,SARS的传播途径现在也没有确定。过去认为来自果子狸的可能较大,现在认为有来自蝙蝠的可能;或许这两种动物都不是最终宿主。

近日英国媒体报道说,病毒学教授奥克斯福特认为5年内,人类可能会面临一次超级病毒灾难。按照奥克斯福的理论,交通发达的今天,病毒的传播速度会大大增加,以至于来不及应对。

为了快速确定病原的"身世",样本越多样越好。因此病原样本的公开十分重要,而"公有化"在学界是一个难题,中国也不例外。

"我们国家的资源共享搞得也比较差,大量情况是,拿到资源往往自己私有。"在科协学术沙龙上,中国疾控中心研究员景怀琦说,"放到冰箱里面,时间长了以后人也忘了。人退休了,资源也退休了。"

景怀琦认为,"要控制疫情,不能把发文章放到第一位。应该把资源尽快拿出来,提供给水平比较好、手段比较先进的单位尽快解决,而不能放在自己手上慢慢琢磨。"

《科技日报》(2012年10月18日)

共享传染病资源，科研评价机制怎么改

高 博

嘉 宾：阚 飙(中国疾控中心传染病预防控制所副所长)

杨瑞馥(军事医学科学院病原微生物国家重点实验室主任)

舒跃龙(中国疾控中心国家流感中心主任)

景怀琦(中国疾控中心传染病预防控制所研究员)

■ 对话背景

10 月 13 日—15 日召开的中国科协第 64 期"新观点、新学说"学术沙龙上，来自传染病研究领域的一群科学家展开了热烈的讨论：资源共享怎样才能变得容易些？

军事医学科学院的杨瑞馥在介绍了自己参与的一个成功案例：2011 年德国大肠杆菌 O104 暴发，他们与深圳华大基因研究院合作，在 5 月 28 日收到了德国寄来的 DNA 标本，首先用第三代测序获得了原始数据，直接公布到网上，供全球下载。之后，全球上百名研究人员很快将分析报告汇总，共同发表，做出贡献的人员署名恰如其分。这引起了与会者的感叹和争鸣。

建立精准的溯源数据库或许能打破部门利益

主持人：现在的论文和研究成果之间的关系是怎样的？有没有分享的传统？

杨瑞馥：以前学界得到标本以后，作为一个资源，不会很轻易让人来分享；我们的机制是把基因组拿到以后，很快放到网上，我们自己还没有分析，供全球科学家下载。截止到 2011 年 6 月底，序列被下载 14894 次，也获得了各个国家的分析报告 60 多份，我们再综合全球的分析，获得结论。

很快大家就把突出贡献的人列为第一作者。各个实验室的 PI 或者实验室一起共同发表。在这些作者当中，大部分人都没有见过面，都是通过电话或者电子邮件联络。我们称为专家委员会，大家共同来控制疫情。只用两个月的时间把数据公布发表。同时因为有大量的人员参加，我们又筛选了一些贡献比较大的人员列到附件里面。因为他们也参与到了整个大肠杆菌的测序工作。

　　大家如果拿到传染病病原的未知标本和资源，都当作宝贝只供自己研究，进程就不会很快。如果要想快速地了解病原，就得应用全球的智慧共同应对。因此资源共享是我们应该值得考虑的问题。

　　最关键的是合作机制的建立。德国大肠杆菌就是一个成功的案例，我们定一个原则，谁提供标本谁就是第一单位、第一作者，因为标本最重要。随着工作的进展，看整个工作的完成，然后再排第一，所以这个合作机制是非常重要的，如果机制定下来了，怎么共享、怎么发表大家很快地就会达成共识。

　　从我们国家的思维方式来讲，很多单位愿意独自把所有的事情都完成，但这种情况是不可能的。如何打破部门的利益？我们考虑建立一个精准的溯源数据库，如果实现这个目标，事情就好办了。现在各种基金很多，不是不到位，但存在很多的重复浪费。如果有一个共同目标，这些钱都放到这一个目标里面，然后按照目标分配经费，就容易抓住机遇，为世界传染病暴发溯源和鉴定做出我们应有的贡献。

现今评价机制导致竞争，进而导致自我保护

　　主持人：现今的评价体系是怎样的？

　　阚飙：当今的评价体系导致了竞争，竞争导致自我保护，自我保护必然导致很多科研发展受限，比如做出来的人可能获得更多的资金，其他人做不出来可能就得不到。

　　舒跃龙：合作机制的建立其实是很难的。即使是外国一些实验室，比如英国的，也是不愿意共享，迫于世界各国政府的压力才去共享。因此这不仅是中国人的问题，其实是人的本性问题。但是杨老师有成功的例子，可以进行推广。

　　景怀琦：我经过几个重大专项，我的总结是：（病原）资源是非常重要的东西。只有好的资源，才能谈得上哪些是新发和突发传染病。而我们国家的资源

共享搞的比较差，大量拿到资源往往是自己私有。

资源都是国有的，我们在不违反生物安全的情况下，应该尽快挖掘新的东西，否则放到冰箱里面永远是落后的，时间长了以后人也忘了，造成人退休了，资源也退休了。这个在我们国家表现是很突出的问题。

怎么去共享？不是把别人的东西拿过来共享，自己的东西拿出来就不太情愿。要成果共享，大家只有精诚合作才行。新的菌株的发现往往隐藏着很多的贡献。我们发现地方上送来的有新东西，必须反馈，不是说拿过来编个号就成了自己的。

另外是编码要统一，比如送到我们实验室的不能把编号改了，上下单位之间的关系都要理好，不能互相打了埋伏，更改编号；保存方法要统一，信息要精确。

不仅要内部共享还要拓展共享，让资源发挥的作用更大，单打独斗地发文章就很麻烦，因为有些东西我们很难吃透。如果 X 光片光给物理学家看的话，他不能认识哪个是胃、哪个是肺。

另外是应急可为。我们首先要控制疫情，不能把发文章放到第一位。应该把资源尽快拿出来，提供给水平比较好、手段比较先进的单位尽快解决，而不能说放在自己的手上，慢慢的琢磨。

靠科学家的自律有点难

主持人：那么资源该怎样共享？

舒跃龙：靠科学家的自律是很难的。我个人非常反对发表论文的这个体制——把疫情处理了就是贡献的，怎么就不能列入评价呢？现在评院士，就是考虑 SCI 的文章，有谁能考虑到科学家做出了什么贡献？我有的时候开玩笑说 SCI 是哪个国家，有意识地要扼杀我们？

我不是说 SCI 不重要，但是作为唯一的评价就有问题。如果要解决景老师说的问题，必须要解决评价问题。

所以我们在各种场合要呼吁国家重视一下传染病的评价体系问题。如果评价办法不变，可能某几个单位会去共享；全部要共享不可能，大家都会把资源放在口袋里，发了 SCI 论文再说。

阚飙：这让我想到的是我们的一位德高望重的院士，他连一篇正儿八经的公开发表文章都没有，也能评上院士，靠现在的评价机制能这样么？

我跟美国CDC(疾控中心)的研究人员聊过。我问:你们投了《新英格兰医学杂志》会怎么样? 他说什么都没有,一分钱不给。而且CDC审了60遍还没有发,因为如果出了错误是美国CDC的错误。可见他们不讲SCI。所以我们还要强调科学家和公共卫生人员的社会责任感,我们希望能够在机制上有所改变。

建立合作共享机制需要大家的信心

主持人:建立合作机制可能吗?

杨瑞馥:传染病的研究就靠这些资源。如何共享,很简单的原则就是尊重别人的劳动。另外引申的意思是谁送的菌株,论文中送菌株的人是第一,这样大家的积极性就非常高,到时候中央级的研究单位会应接不暇——地方送菌株和生物资源以后就可以出成果。现在恰恰相反。基层辛辛苦苦地把病毒分离出来送给你了,你发表文章对人家就置之不理了,这是巨大的科学道德问题。但是我们国家这种问题很多。所以基层的同志肯定不愿意往国家级的单位送东西——送去就没了。

另外是合作共享,要建立这个机制需要大家的信心,慢慢做成几个成功的案例,让大家看到合作是双赢的,不光是自己得了文章,同时也为传染病的控制和防控做出了积极贡献,通过逐渐的积累,慢慢地形成风气,会做好的。

发论文干什么? 发论文是促进科学事业的发展,这是大帽子。但是从自私的角度来讲,发论文是为了晋升、为了院士、为了荣誉,就看你从哪个角度考虑,如果从高层次考虑,大家会谦让:"这个你应该第一。"这样就会把事业做的越来越强大。

十年以后再看论文,你会发现其实这个路是走对了,应该是大家共同来发展。相反我也看到这样的例子:用别人的资源去做,做完以后不理别人,也发表了很好的论文,但是后面的工作没有办法做了,因为人家都不愿意帮你了。

所以要建立自信,一定要把最大的利益让给合作方,尊重最基层人员的劳动,同时把SCI看淡一点,如果80%的人都看淡了,20%的人迫于这种压力也不敢看淡,所以我们要做出一点牺牲,希望我们作为牺牲者给后面的人铺点路,让后面的人把SCI看淡一点。

《科技日报》(2012年10月19日)

"资源不能放在冰箱里"
病毒菌株共享机制亟待建立

李天舒

"病毒菌株资源不能放到冰箱里,时间长了就忘了。研究人员退休了,资源也就退休了。"日前,在中国科协第64期"新观点新学说"学术沙龙上,不少专家表达了这样的担忧:我国当前传染病病毒菌株资源交流不畅,共享机制没有建立起来,严重影响了传染病防控工作。

军事医学科学院微生物流行病所研究员杨瑞馥说,现在国内不少科研机构拿到传染病病原的未知标本和资源就据为己有。中国疾控中心传染病预防控制所研究员景怀琦认为,虽然我国从上世纪60年代就开始保存菌株,但这么多年来,科学家们发现能用的菌株很少。究其原因,是我国的资源共享做得不好。

中国疾控中心国家流感中心主任舒跃龙说,SARS病毒到现在也没有弄清楚是来源于蝙蝠还是果子狸,传播途径是怎样的。比较尴尬的是,不知道SARS病毒资源由哪些机构拥有,因此合作研究很难推动。

专家呼吁,传染病防控需农业、卫生、疾控及各高等院校、科研院所等齐心协力,建立共享数据库,减少资源浪费,推动传染病病原快速鉴定机制,这样才能迅速追查到"凶手"。

《健康报》(2012年10月24日)